Branca Barão

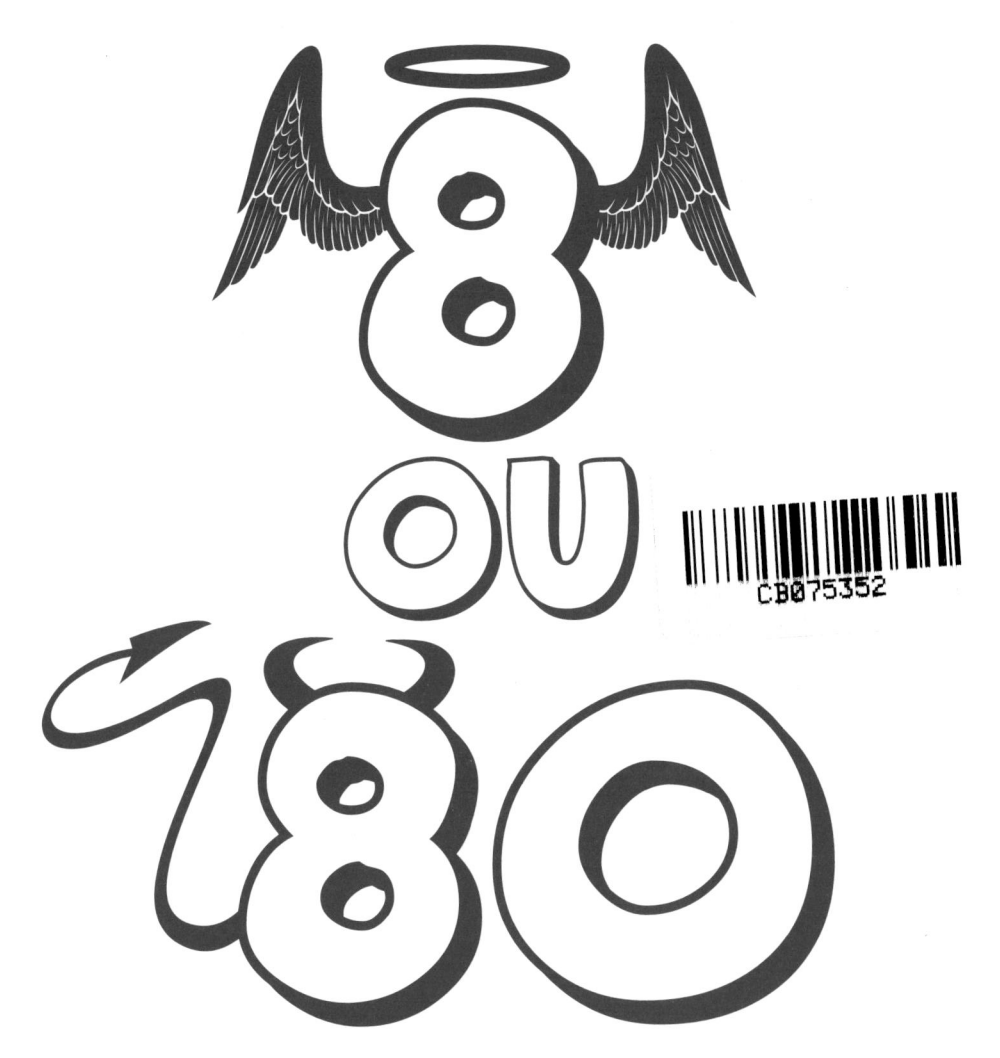

8 ou 80

Seu melhor amigo e seu pior inimigo moram aí, dentro de você

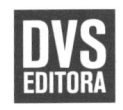

DVS EDITORA

www.dvseditora.com.br
São Paulo, 2012

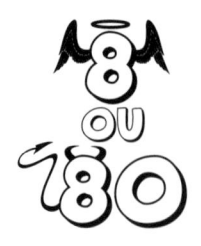

Seu melhor amigo e seu pior inimigo moram aí, dentro de você

Copyright© DVS Editora 2012

Todos os direitos para a língua portuguesa reservados pela editora.

Nenhuma parte dessa publicação poderá ser reproduzida, guardada pelo sistema "retrieval" ou transmitida de qualquer modo ou por qualquer outro meio, seja este eletrônico, mecânico, de fotocópia, de gravação, ou outros, sem prévia autorização, por escrito, da editora.

Capa: Alexandre Matias.
Ilustração: Paulo Branco.
Consultor literário: James McSill.
Produção Gráfica, Diagramação: Konsept Design & Projetos.

```
       Dados Internacionais de Catalogação na Publicação (CIP)
             (Câmara Brasileira do Livro, SP, Brasil)

       Barão, Branca
            8 ou 80 : seu melhor amigo e seu pior inimigo
       moram aí, dentro de você / Branca Barão. --
       São Paulo : DVS Editora, 2012.

            ISBN 978-85-88329-77-5

            1. Autoavaliação 2. Autopercepção
       3. Autorealização 4. Felicidade I. Título.


       12-13014                                    CDD-158.1
```

Índices para catálogo sistemático:

1. Autoconhecimento : Psicologia aplicada 158.1

Branca Barão

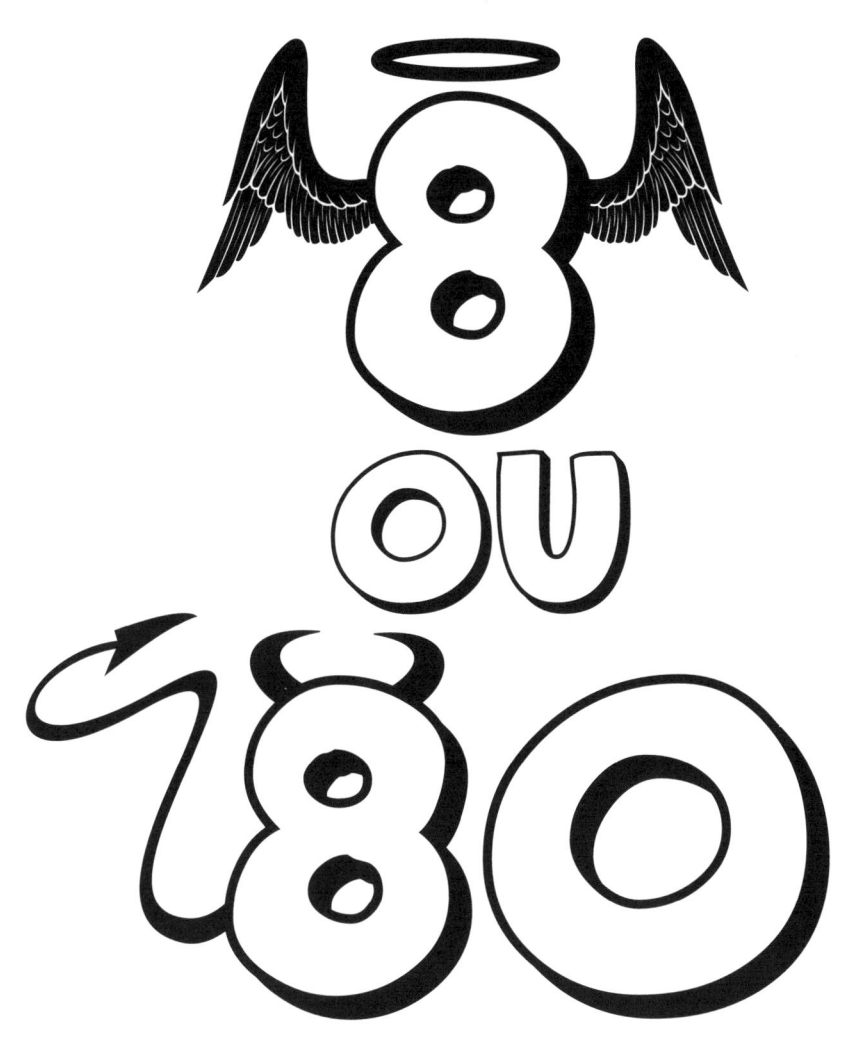

8 ou 80

Seu melhor amigo e seu pior inimigo moram aí, dentro de você

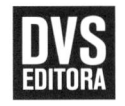

DVS EDITORA

www.dvseditora.com.br
São Paulo, 2012

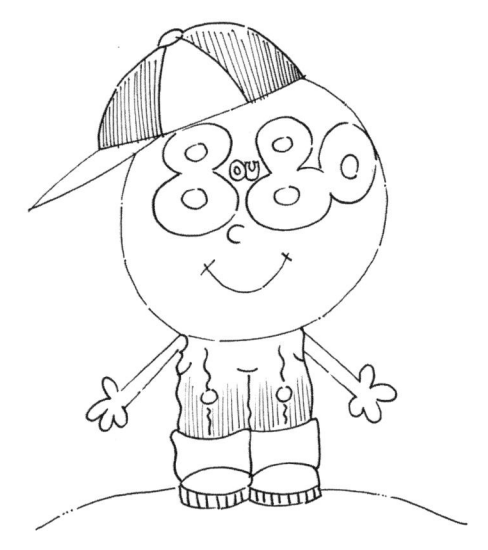

Ao meu pai, João Barão.
Pai, esse livro sou eu,
pra Você!

Muito obrigada...

Marcia Luz, Você iluminou meu caminho enquanto eu caminhava sozinha, no escuro. Meu lado inexperiente precisa de Você!

James McSill, Você me mostrou que eu poderia acelerar, se eu soubesse para que lado ir. Meu lado aprendiz precisa muito de Você!

Fernando Dalgalarrondo, Você apresentou uma metade de mim a outra metade e fez com que uma cuidasse melhor da outra. Minhas duas metades precisam de Você!

Scher Soares, Você me mostrou que dentro de todos nós existe uma pessoa de sucesso. Minha parte "workaholic" é sua fã número 1!

Paulo Branco, Você é o cara que deu vida ao **8 ou 80** junto comigo. O meu lado escritora precisa muito de Você!

Alexandre Slivnik, **Fabiana Guimarães** e **Renata Teixeira**, Vocês mandaram os e-mails certos para as pessoas certas. Preciso de Vocês, tanto no pessoal quanto no profissional! Ô loco meu!!!

Alexandre Matias, **Erick Barbi**, **Fernanda Ricci**, **Flávio Rodrigues** e **Kleber Ramirez**, Vocês me mostraram que a diferença entre ensinar e aprender é apenas uma questão de interpretação. O meu lado professora orgulhosa precisa muito de Vocês!

Alessandra Barbosa, Bia Wild, Elvis Bueno e João Henrique Ribeiro, Vocês são os irmãos que eu teria, mas que nasceram, por engano, em famílias diferentes. Meu lado siamês nunca vai desgrudar de Vocês!

Luiz Antunes, O senhor me ensinou que alguém "do lado de fora" precisaria acreditar em mim primeiro, para que eu mesma pudesse fazer isso depois. Meu lado autoconfiante nasceu em Foz do Iguaçu, no momento que ouvi: – Querida, senta aqui na minha cadeira que quero ver como você fica como chefe!

Mãe, Você sabe, eu já nasci precisando totalmente de Você.

Gabriel, Você é o menino mais lindo, criativo e inteligente de todo o universo. O meu lado "coruja" não vive sem Você!

Duzão, meu companheiro em todas as áreas da vida, obrigada por me amar quando sou 8 e quando sou 80 também. Sei que tenho lados ótimos e outros, nem tanto. Muitas partes minhas amam Você. Na verdade, quase todas!

Dentro de cada um de nós, tem um grande parque de diversões.

Nesse parque, tem uma enorme montanha russa, que te desafia, o tempo todo, a criar coragem, levantar os braços e curtir.

Tem um calmo, suave e inocente carrossel que faz questão de te mostrar que a vida dá voltas, que a vida é sobe e desce.

E tem também um assustador castelo do terror.

Evitar entrar nesse castelo não faz com que ele deixe de existir.

SUMÁRIO

BB **xiii**

A verdadeira história deste livro... **xv**

Você e você mesmo! **1**

Você e o novo! **39**

Você e o tempo! **59**

Você e seu corpo! **71**

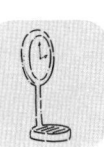

Você e suas coisas! **87**

Você e seu trabalho! **93**

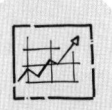

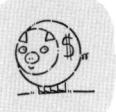

Você e seu dinheiro! **107**

Você e o outro! **115**

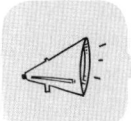

Você e a comunicação! **127**

Você e o amor! **139**

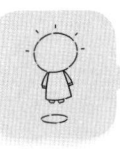

Você e a fé! **155**

Felicidade: uma escolha... **163**

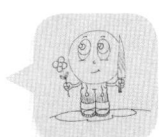

BB

Todos nós já nos deparamos com elas, nos deliciamos com elas e, na primeira oportunidade, pedimos, aliás, clamamos por mais. Sem elas, a vida não valeria a pena viver. Elas, as magníficas histórias, que nos desvelam os segredos abafados na mente de nosso semelhante e que, quando nos é dada a oportunidade de conhecê-los, nos instruem, informam, divertem, emocionam. No princípio – e esta frase não é minha! – era o VERBO, o "logo", que pode ser traduzido como "no princípio era a narração". Narrou-se e fez-se verdade. Fez-se real. Compartilhou-se histórias e construiu-se a realidade que desfrutamos.

Neste livro, a minha amiga Branca, compartilha. Compartilha suas narrativas há muito abafadas na mente, vivências anotadas e guardadas em gavetas, opiniões – em um ano de trabalho descobri o que a Branca pensa sobre a mentira e sobre dois homens se beijando do lado de fora de uma farmácia – princípios – de quem diz o que faz e faz o que diz.

A realidade do leitor atento – e ouso dizer, a do desatento também, pois o texto é levíssimo, na mosca, claro, viral – será transformada. Ninguém passa em branco pela Branca. Eu não passei! Sempre que em minhas viagens tenho aqueles dias monótonos em hotéis perdidos em algum canto do mundo, olho para a pia, para os sabonetinhos e... penso na Branca. Eu me pego rindo, juro.

Não passei em branco pela Branca. A minha amiga BB mudou a minha vida!

Quer saber por quê?

Na página depois desta a Branca (a minha amada BB) vai contar tudo.

Delicie-se.

Quando já não aguentar mais... Peça mais.

A BB tem muito para dar!

Enfim, abençoados os que possuem amigos, os que os têm sem pedir. Porque amigo não se pede, não se compra, nem se vende. Amigo a gente sente!

Machado de Assis foi quem escreveu essas linhas sobre amizade,
eu sou o James McSill, amigo da BB que escreveu o que veio antes.

A verdadeira história deste livro...

Em uma noite de maio de 2010, sentindo-me enclausurada no quarto do hotel em que estava, no Rio de Janeiro, onde ficaria durante uma semana a trabalho, decidi sair.

Seguindo indicação do taxista fui parar no Shopping da Gávea, um lugar que para mim, uma apaixonada por teatro, era o paraíso. Em plena quarta-feira à noite, em um único local, mais de meia dúzia de opções de peças teatrais. Uau!

Difícil seria escolher qual. Drama? Hum, não, hoje não. Monólogo? E se for chato? Romance? Adoro romances. Estava vivendo um inclusive. Comédia? Ah... até que pode ser uma boa ideia. E um monólogo que seja suspense e comédia? Olha, até que pareceu interessante!

Foi quando uma mulher, que eu não conhecia, se aproximou de mim:

— Você vai ver essa peça? – perguntou.

— Ainda não sei, por quê?

— Porque eu tenho dois ingressos sobrando, o casal de amigos com quem eu vinha não vem mais. Quer?

Quis.

Destino? Sorte? Acaso? Nada disso. Apenas alguém com dois ingressos sobrando e uma pessoa perdida na porta do teatro pensando na vida. Eu estava na hora certa no lugar certo, ou na hora certa no lugar errado?

Era o que eu iria descobrir.

No teatro, apenas umas 15 pessoas na plateia ousaram sair de casa em plena quarta-feira à noite, entre elas a mulher que me deu o ingresso com o marido. Não sentei na primeira fila, embora eu quisesse, a pessoa tímida que, acreditem, mora dentro de mim, me deu uma bronca e me mandou para a fileira de trás. Também não aplaudi de pé, pois tomei outra bronca desse mesmo ser, cheio de vergonha, que alugava um espaço dentro de mim há tanto tempo. Logo eu, tão extrovertida!

Na saída, acabei me desencontrando da mulher que me deu o ingresso.

Saí do teatro tão inspirada que acabei escrevendo um e-mail para o ator, elogiando a peça. Ele me convidou para vê-la novamente no dia seguinte, quando faria a última apresentação da temporada.

Dessa vez quando a peça terminou, fui a primeira a levantar e aplaudir de pé. Os outros levantaram também. Minha "corajosa interior" havia convidado todos os corajosos que estavam calados, dentro de cada um, a fazer o mesmo.

"Não matei, mas sei quem fui" era o monólogo em que César Amorim interpretava não um, mas 6 personagens e todos eles eram uma só pessoa. Esses personagens investigavam qual deles tinha sido o assassino da mulher que estava morta na cama do motel. A interpretação toda acontecia com o ator sentado no vaso do banheiro, local onde geralmente refletimos e conversamos com a gente mesmo. Eram todos os seus personagens interiores conversando entre si enquanto um tentava culpar o outro pelo crime que havia acontecido há pouco, naquele quarto. Era o suspense, drama, comédia, monólogo investigativo mais divertido e mais realista que eu já havia visto, pois me mostrava, claramente, a bagunça que acontece dentro de mim quando uma parte quer comer e uma outra parte quer emagrecer, uma quer sair e outra quer ficar, uma quer se apaixonar e a outra se recusa por medo de sofrer. Eu via no palco aquilo que já acontece, muitas vezes, dentro da gente, quando nossas partes não concordam entre si e querem ir - como se fosse possível - em direções diferentes.

Fui embora pensando em como seria divertido identificar esses personagens que costumam fazer a maior confusão dentro da gente, cada vez que precisamos tomar uma decisão ou fazer uma escolha e que eu poderia interpretar pessoalmente, uma dezena de monólogos como esse: Não comi além do que devia, mas sei quem fui; Não deixei o trabalho para a última hora, mas sei quem fui; Não gastei além do que devia no cartão de crédito, mas sei quem fui; Não ralei a roda do carro na guia, mas, ah... tudo bem vai, eu confesso, fui eu sim, sou mesmo toda péssima em fazer baliza.

E desde aquele dia, a cada vez que me olho no espelho, não me vejo como um ser indivisível e consigo perceber claramente partes minhas discutindo entre si. Acontece assim: a parte que ganha a discussão, assume o comportamento e define minha ação naquele momento. E, confesso que rio muito, de mim mesma, desde então. Em compensação, tenho tido também muito mais paciência comigo mesma além de ter conseguido mudar comportamentos meus que já me desagradavam há um tempão. Lembrava-me a cada momento, como esses personagens já estavam lá dentro de mim, assim mesmo, com seus nomes e respectivos clichês, como você irá conhecê-los neste livro.

E eu aposto que você também tem aí, na sua história, momentos em que você se pegou em uma grande discussão consigo mesmo, então:

Se Você já...

...usou mesmo que uma única vez a frase "Não sei se eu caso ou se compro uma bicicleta", comprou a bicicleta e depois de dar uma ou duas voltas com ela a abandonou na garagem coberta de poeira, esse livro é pra você.

...começou uma dieta com a certeza de que ficaria magro, saudável e bonitão em um futuro bem próximo e terminou o dia "abraçado" a uma barra de chocolate dizendo: "O importante é viver o agora!" mandando assim, o tal futuro próximo para muito distante da sua realidade, esse livro certamente é pra você.

...ao se arrumar para sair pela primeira vez com aquele que tinha tudo para ser o homem da sua vida, jurou para si mesma, que aquela noite não terminaria na cama e mesmo assim colocou uma *lingerie* nova e muito sexy, aceite meu conselho e leve o livro!

Temos dentro da gente um monte de gente. Gente que, em duplas, muitas vezes não vão a uma mesma direção. Isso acontece cada vez que você não cumpre o combinado consigo mesmo e vê suas promessas de ano novo atravessando mais um Réveillon.

Essas metades estão aí o tempo todo.

Elas juntas, são você.

Somos um, mas não somos singulares.

Somos únicos, porém plurais.

Quando descobrimos que essas metades existem e aprendemos a reconhecê-las, podemos decidir qual delas queremos mandar para o SPA para relaxar, qual deve fazer musculação para ganhar força e qual precisa urgente de um microfone para que possa ganhar voz.

Complicado? É!

Porém, é fácil identificar como essas metades se pronunciam.

E pode ser divertido - e muito enriquecedor - levá-las em consideração.

Quer tentar?

Então deixe-me lhe apresentar a: **Você!**

Saber como se comportam esses personagens que moram dentro da gente muda tudo, já que não será mais possível usar o "não consigo", o "tenho que" e o "é mais forte que eu" como desculpas para aqueles comportamentos que temos, mas gostaríamos de mudar, pois sabemos que eles nos levam justamente para onde não queremos ir.

Conhecer a si mesmo é como seguir na estrada da vida com um GPS, que te mostra para onde você está indo e ainda te permite ajustar a rota sempre que perceber que não vai chegar onde se planejou.

Mudando a rota, você também muda o tempo que levará para chegar onde deseja e principalmente o resultado que terá quando chegar lá. E se a vida fosse mesmo uma peça de teatro, você passaria, nesse momento, a ser o dramaturgo, o protagonista e o diretor da sua própria história, pois finalmente poderá decidir qual personagem entra em cena em qual momento e principalmente com qual objetivo. E poderia decidir inclusive, o gênero que cada cena da sua vida terá: Comédia, suspense, drama ou romance?

Durante meses, fui colecionando esses personagens interiores e os comportamentos pelos quais eles eram responsáveis, na gaveta do criado mudo ao lado da minha cama, em papeizinhos em que ia anotando frases, trechos de músicas, umas coisas em que ia pensando enquanto encarava o trabalho de conhecer a mim mesma. E não que hoje eu já saiba bem quem sou. Não sei, mas pelo menos já conheço uma boa parte do "elenco" que compõe essa obra. Não que esses personagens não me surpreendam ainda muitas vezes. Pois surpreendem.

Pelo menos agora eu sei com qual parte minha posso contar e qual parte poderá aparecer para atrapalhar.

Vamos a eles...

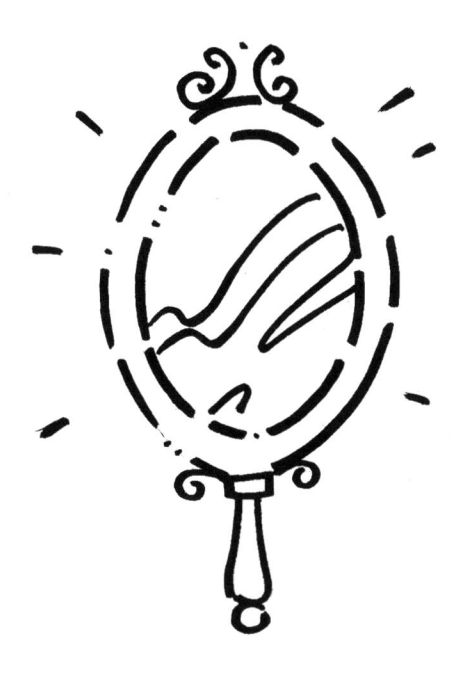

Você e você mesmo!

Ser e deixar que sejam, eis a questão!

Ultimamente, ando repetindo muito, para mim mesma, uma frase que meu amigo Alexandre Matias costuma repetir sempre que alguém vai dizer algo e outra pessoa corrige, completa, interrompe ou responde no lugar de quem estava falando:

— Deixa ele ser ele mesmo! – pede em tom de brincadeira como se estivesse fazendo uma solicitação formal, falando alto, exagerando nos gestos e balançando o indicador na direção do nariz do "infrator".

É muito engraçada a maneira como ele faz isso e todos se divertem quando essa cena acontece, mas é ainda mais engraçado ver como aquela pessoa que não está deixando que o outro fale, não havia percebido que estava fazendo isso. E, junto às risadas, vem a reflexão de que nós, adultos, já temos tantos pensamentos prontos dentro da nossa cabeça que, muitas vezes, julgamos saber até como o outro deveria responder, agir ou pensar.

O problema é que quando achamos que já sabemos, paramos de aprender. Quando acreditamos estar prontos continuamos sendo como somos hoje e não mudamos mais, não crescemos, nos engessamos.

A verdade é que apenas quando conseguimos realizar a "proeza" de permitir que o outro seja "ele mesmo", passamos a descobrir quem nós somos realmente. Quando paramos de observar o outro com critérios de certo ou errado, passamos a observar a nós mesmos de uma forma mais crítica e essa é a grande "sacada" para quem deseja melhorar, corrigir e mudar o próprio comportamento.

Da mesma forma que acontece quando alguém chega para você e pergunta:

— Xi... Você está de mau humor hoje?

— Não, estou "normal"! – é o que geralmente respondemos, mas depois ficamos pensando por um bom tempo:

— O que será que eu disse ou fiz que o levou a pensar isso?

HUMOR

A vida é um grande playground e já que estamos aqui, vamos nos divertir!

Você Segunda-feira:

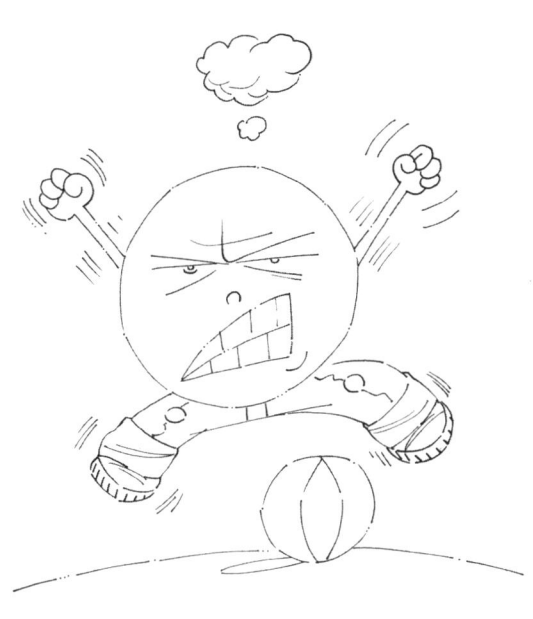

É Você quando: Está mal-humorado.

Clichê: Muito riso, pouco siso.

Se a vida tivesse trilha sonora tocaria: Já vou dizendo de antemão, se eu encontrar com você, tô com três pedras na mão. (É mágoa – Ana Carolina)

Para pensar nessa hora: Ria e o mundo rirá contigo, chore e chorará sozinho. (Wilcox Wheeler)

Você Sexta-feira:

É Você quando: Está bem-humorado.

Clichê: Quem canta seus males espanta.

Se a vida tivesse trilha sonora tocaria: Ver o sol amanhecer e ver a vida acontecer, como num dia de domingo. (Um dia de domingo – Gal Costa)

Para pensar nessa hora: O bom humor é a única qualidade divina do homem. (Arthur Schopenhauer)

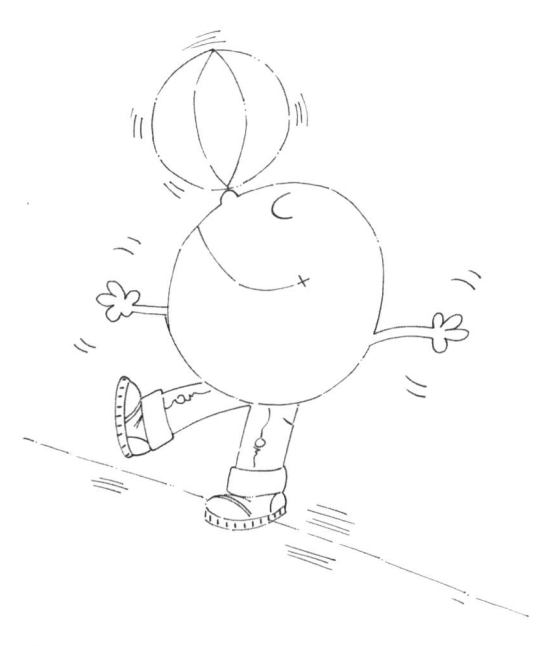

Manteiga derretida, eu?

Minha mãe adorava dizer que eu nasci chorando, assim como você também deve ter nascido, claro, mas ela contava que eu continuei chorando o tempo todo, até quase o meu primeiro aniversário. Ela dizia que depois disso, passei a chorar apenas 50% do tempo. Hoje, só choro em "eventos especiais". Meu pai me contava que eu acordava chorando, comia chorando, passeava chorando, que uma vez eles chegaram a viajar um final de semana inteiro para ver se eu me distraía, mas não adiantou nada, eu tinha ido no carro chorando, chorei no hotel o tempo todo e voltei, também chorando. Quando eu estava com dez ou onze meses, meu pai descobriu um lugar onde eu parava de chorar.

Na calçada em frente de uma casa, na rua em que morávamos, haviam três cachorros bem grandes e muito bravos. Meu pai contava que parava meu carrinho na frente da grade do portão de ferro, onde os cachorros ficavam se debatendo, rosnando e latindo até espumar. E ali, segundo ele, eu era feliz. Balançava as perninhas, agitava os bracinhos e dava gritinhos de felicidade. Meu pai, então, levava também um banquinho e o jornal, onde ele podia, finalmente ler, enquanto eu me divertia.

Eu nem fazia ideia que eu já sabia que:

Temos dois tipos de dias:

A "Segunda-feira" – Nós vamos chamá-la assim apenas para identificá-la, qualquer semelhança com uma segunda-feira de verdade é apenas coincidência:

É aquele dia em que você acorda atrasado e levanta depois de apertar o "soneca" do celular no mínimo umas 3 vezes. No banho, se lembra que esqueceu de enviar ao seu chefe um relatório que ele solicitou que fosse entregue até o fim do expediente do dia anterior. Quando você corre para o quarto para se vestir, bate com o dedinho do seu pé na quina do pé da cama com toda a força. Então dá alguns pulos segurando o próprio pé, fala todos os palavrões que conhece e sai para o trabalho dizendo:

— Hoje vai ser um dia daqueles!

Aí eu te pergunto, como está o trânsito nesse dia? Conseguiu ser pior do que geralmente é. Como estão as músicas no rádio do carro nesse dia? Não toca nada que preste nessa porcaria de rádio. Como está a cara do seu chefe quando Você chega? Puts... Quanto ainda falta para terminar o dia de trabalho?

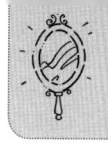

Chega o Natal, mas não chega o fim do expediente.

E a "Sexta-feira" – Que também poderia ter qualquer outro nome:

Imagine só uma cena na sua vida, mais ou menos assim: Na noite de ontem você saiu para jantar com aquela pessoa de quem esperava um convite há um tempão. No jantar a conversa aconteceu de uma forma natural e agradável.

— Me dá um beijo?

— Não.

— Ah, dá!

— Tá, então eu dou.

— Só um?

— Bobo...

Vocês tomaram um vinho. Aconteceram os beijos prometidos e a noite não terminou tão cedo. Você dormiu apenas quatro horas, mas mesmo assim acordou no primeiro toque do celular. Levantou, foi direto para o chuveiro e tomou banho cantando. Colocou sua roupa preferida, passou o perfume que mais gosta e saiu. Quando entrou no carro, chegou uma mensagem em seu celular que dizia: "Adorei a noite de ontem, precisamos repetir a dose... Já estou com saudade. De você e dos seus beijos!"

Como está o trânsito nesse dia? Ãhn... Que trânsito? Como estão as músicas no rádio do carro nesse dia? Nossa! Tocou minha música preferida, acho que é o destino! Como está a cara do seu chefe quando você chega? Ah... Adoro meu chefe, aquele fofo! Quanto ainda falta para terminar o dia de trabalho?

Nossa! Nem acredito, já são quase oito da noite!

Qual a diferença entre uma segunda-feira e uma sexta?

Apenas o seu humor!

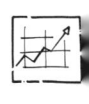

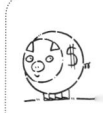

Como te contei, já nasci mal-humorada e foi difícil descobrir o que fazia despertar em mim o bom humor. Hoje já sei. Encontrei aquelas coisas que são simples de serem inseridas na minha rotina, fáceis de serem providenciadas em "caso de emergência" e que me fazem automaticamente feliz. Cães fazem isso comigo até hoje. Assistir a uma estreia no cinema acompanhada de um saco gigante de pipoca amanteigada, passar uma camada dupla de Nutella no pão no café da manhã, comprar roupa nova no Outlet Premium da Bandeirantes ou livros, muitos livros, também.

Já aprendi, que são essas coisas que fazem a segunda-feira, a terça ou a quarta, ganharem aquele brilho especial que a sexta geralmente tem!

Também acabei descobrindo que são justamente essas coisas que fazem com que a minha vítima interior, a Scarlett O'Hara do meu elenco, que vou lhe apresentar agora, não entre em cena nesse dia.

PROBLEMAS

As duas regras para solucionar qualquer problema:
Aprenda a diferenciar um problema de um fato; Se for um problema, resolva.

Você Vítima:

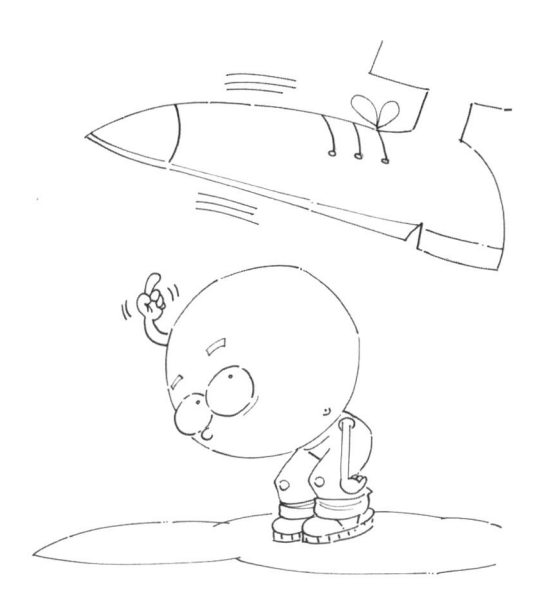

É Você quando: Se faz de vítima.

Clichê: Ó céus, ó vida, ó azar...

Se a vida tivesse trilha sonora tocaria: Ah, por que estou tão sozinho? Ah, por que tudo é tão triste? (Garota de Ipanema – Vinícios de Moraes)

Para pensar nessa hora: Cada um é tão infeliz quanto acredita sê-lo. (Séneca)

Você "Super-Herói":

É Você quando: Carrega o mundo nas costas.

Clichê: Grandes poderes trazem grandes responsabilidades.

Se a vida tivesse trilha sonora tocaria: Hoje o herói aguenta o peso, das compras do mês, no telhado, ajeitando a antena da TV, acordado a noite inteira para ninar o bebê. (Homem Aranha – Jorge Vercillo)

Para pensar nessa hora: O homem é uma corda esticada entre o animal e o super-homem, uma corda por cima do abismo. (Friedrich Nietzsche)

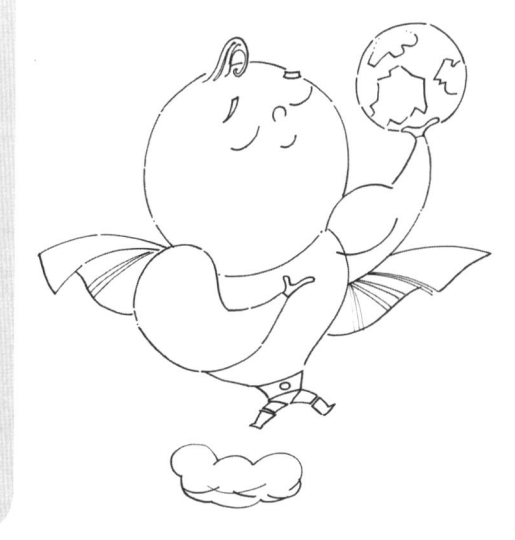

O que o vento levou, mas a minha avó deixou...

Foi a minha avó, me lembro até hoje, quem me apresentou à Scarlett O'Hara, quando assistimos juntas, em uma tarde no final da década de 1980, ao filme "E o vento levou". Nesse dia, no momento em que a personagem diz sua célebre frase: "Nunca mais sentirei fome!", eu descobri o que era um drama de verdade.

Mas minha avó também me mostrou como podemos colocar uma pitada de drama em qualquer momento corriqueiro da nossa vida, simplesmente convidando a nossa vítima interior para entrar em cena.

Nessa época eu costumava ver minha avó pela casa, ótima, feliz da vida, andando pra lá e pra cá, fazendo o almoço, tricotando ou assistindo ao Chaves que ela adorava. Acontece que se alguém chegasse para visitá-la a cena se transformava. Uma cena comum do cotidiano se transformava em um dramalhão em questão de segundos. Minha avó prendia o cabelo num coque, se encurvava, colocava uma das mãos no quadril, fazia uma cara de sofrimento, abria a porta e dizia no tom mais dramático possível, digno da protagonista do "E o vento levou":

— Ai, cof cof... Olá "Fulano"! Que bom que você veio. Cof cof...

A visita ficava geralmente parada na porta, com um sorriso amarelo, em dúvida se entrava em casa ou se levava minha avó para o hospital.

— Entre – continuava minha avó com a voz trêmula. —Não repare, que estou toda torta, é que ai... minhax coxtax!

Então ela acompanhava a visita até a mesa da cozinha bem devagarzinho com passinhos curtos e arrastados, servia um café, um pedaço da cuca de banana deliciosa que só ela sabia fazer e reclamava da vida por horas. Às vezes a tarde inteira. A visita, a verdadeira coitada dessa história, dava total atenção, afinal, parecia tão doente e tão carente aquela frágil senhora.

Quando a visita ia embora era como se nada tivesse acontecido, minha avó ficava novamente com a postura ereta e ia para a cozinha preparar o jantar para a família. Quando meus pais chegavam em casa parece que traziam a vítima que tinha saído da cena junto com a visita de volta sem perceberem.

— Ai, que bom que vocês vieram mais cedo – dizia minha avó toda torta novamente. — Eu não estou boa hoje viu! Ai... minhax coxtax! – arrematava.

Desde que isso aconteceu pela primeira vez, sempre que víamos alguém onde quer que fosse representar a vítima, eu e meu irmão, na mesma hora, nos encurvávamos, colocávamos a mão no quadril e brincávamos:

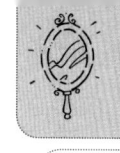

— Ai minhax coxtax! – esse era o código, a "Scarlett" havia entrado em cena.

A história que você vai ler agora é na verdade, a união de muitas das "vítimas" que conheci até hoje. Imagine como seria, se ela existisse:

E aí, tudo bem?

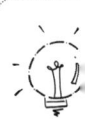

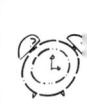

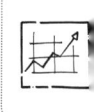

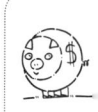

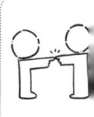

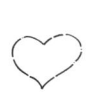

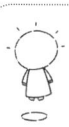

Tudo bem nada. Não estou mais aguentando esse frio, Você está vendo? Até a minha nuca está arrepiada. Claro que não dá para ver a minha nuca arrepiada, mas olha o meu braço! É horrível. E para acordar? Eu, que já odeio acordar cedo, com frio é pior ainda. E para tomar banho então – não que eu esteja suja, essa mancha no meu braço é de nascença, mamãe tem uma igualzinha – de manhã, a gente tenta esquentar a água um pouco mais e o chuveiro elétrico simplesmente desliga. Um horror. Mas, horror mesmo, dá uma olhadinha aqui nos meus olhos, não estão roxos em volta? E isso não é maquiagem! É essa minha enxaqueca que me deixa com olheiras, e para piorar o remédio que o médico receitou ataca meu estômago, e como já tive úlcera preciso tomar cuidado, vai que sangra. Fico de repouso para melhorar da enxaqueca e me dá dor nas costas. E parece incrível, mas o remédio que minha vizinha tomou e disse que para ela foi ótimo, para mim não fez efeito nenhum. Olha, essa barriguinha aqui não é gravidez. Também, na minha idade, né? Nem dava, mas se não bastasse, estou achando que logo logo vou pegar uma gripe. Só me falta essa! Com tantos problemas para resolver... Tenho que ficar doente justo agora? Para ajudar tem um vazamento na cozinha lá de casa. Ouvi dizer que as coisas em casa sempre quebram em números de sete. Já estou me preparando para as outras seis que estão para quebrar. E com esse braço da mancha, não sei se você notou, mal posso mexer com o cotovelo, parece quebrado! Aliás, quebrada mesma, estou eu, depois de passar tanto tempo de pé em filas, tem fila no banco – já viu que tem que tirar senha? Com o meu braço molenga e manchado, tenho que pedir para alguém da fila tirar a senha pra mim, com os dedos da mão esquerda não consigo nem apertar espinha. E como eu dizia, no mercado também tem fila, no estacionamento do shopping e até no banheiro do cinema. Felizmente, não tem senha. Se pelo menos eu fosse idosa ou gestante... Ah, mas só para esclarecer, espinha, não tenho. Mas ainda não te contei, lá na empresa em que eu auxilio no escritório, está um clima péssimo, mas péssimo mesmo! Voltei de licença deste braço – olha aqui como está solto! Não parece que o osso está preso só com a pele? Bota a mão. Está bem! Não precisa botar a mão, eu não botaria. Pois é, continuando, todo mundo lá anda com cara feia, se bem que, com aquele chefe que temos, não poderia ser diferente. Pessoa difícil, sem contar com o bando de fofoqueiros que trabalham lá! Você não imagina o que disseram do meu braço. Da mancha, então, nem te conto. Mas a vida é assim mesmo e eu tenho que trabalhar. Parei de jogar na loteria, pois não ganho nada mesmo, estava fazendo um curso mas parei pois já passei da idade pra isso, não vou viajar nas férias das crianças pois detesto lugar com muita gente e ainda corro o risco de encontrar mais alguma fila e já estaremos no verão, sair de casa para passar calor, Deus me livre. O doutor disse que é melhor não pegar muito sol na mancha, pode ser perigoso. Fora que eu odeio calor, melhor ficar em casa mesmo. Além do mais, comida de restaurante ataca minha gastrite.

Já te contei que eu tenho gastrite?

Até hoje, sempre que vejo alguém interpretando a vítima por aí, imagino um diretor de teatro sentado em sua cadeira, com um megafone numa mão ordenando:

— Eu quero ver mais drama nessa cena!

Se bem que algumas vezes, somos diretores um tanto distraídos e acabamos colocando comédia numa cena de drama por exemplo.

Sabe quando alguém toma o maior tombo no meio da rua, bem na sua frente e você, mesmo sendo uma boa pessoa e querendo ajudar, tudo o que você consegue fazer é ter um ataque de riso daqueles? E quando a graça acaba você percebe que alguém já ajudou a pessoa que estava no chão a levantar e você vai embora, sem graça, arrependido?

Nessa hora percebemos que é mais fácil colocar comédia no drama dos outros e então você pensa:

—Ah, se pudesse voltar atrás...

Mas não dá! Então vá para a próxima página, pois o assunto é justamente, a importância de ir em frente!

CULPA

Hoje acordei cedo e falei para mim mesma: Dorme mais que é domingo, aproveita! Alguém queria me enganar. Era eu mesma.

Você Libertinagem:

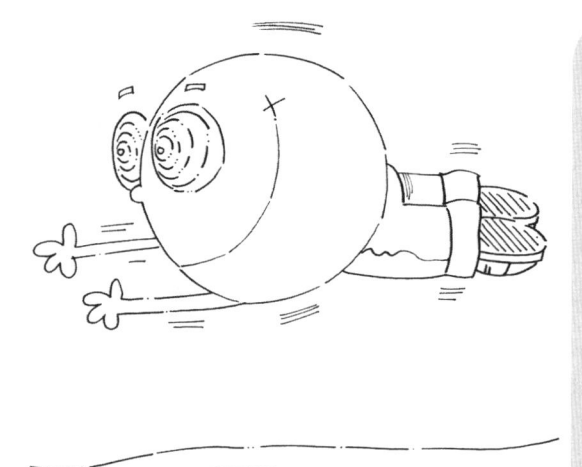

É Você quando: Age sem pensar.
Clichê: Errar é humano.
Se a vida tivesse trilha sonora tocaria: Eu não sei o que eu tô fazendo, mas eu tenho que fazer... (Eu nunca disse adeus – Capital Inicial)
Para pensar nessa hora: Somos aquilo que fazemos repetidamente, portanto a excelência não é um feito, mas um hábito. (Aristóteles)

Você Arrependido:

É Você quando: Gostaria de voltar atrás.
Clichê: Se arrependimento matasse...
Se a vida tivesse trilha sonora tocaria: Devia ter amado mais, ter chorado mais, ter visto o sol nascer... (Epitáfio – Titãs)
Para pensar nessa hora: A principal e mais grave punição para quem cometeu uma culpa, está em sentir-se culpado. (Séneca)

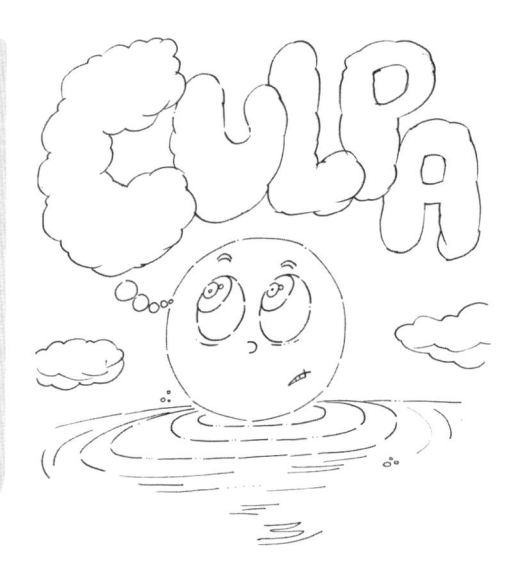

Atalhos...

Em julho do ano passado fiz uma viagem para Orlando, na Flórida, com meu marido e meu filho. Em um dos parques que visitamos durante a viagem, o Universal Studios, há uma montanha-russa chamada Rockit, que possui uma subida de 90° com mais de 50 metros de altura. Eu não queria ir, de jeito nenhum. Só de olhar aquela subida, lá de baixo, já me dava calafrios.

— Ah, por favor vai! Essa é a montanha-russa que eu estava esperando até agora para ir! – disse meu marido tentando me convencer.

— Ué! Vai você... – respondi.

— Mas só quero ir se for com você!

— Mas eu não quero ir! – insisti.

—Ah, por favor! Vamos comigo? Já fui em um monte de montanhas-russas porque você queria. Ah, vamos? Não faz isso comigo!

Saí pisando duro em direção a tal montanha russa.

Depois de 20 minutos na fila, sentamos os dois, lado a lado, abaixei a trava por cima da cabeça e ouvi um "cléc", meu marido abaixou a trava, mas não fez "cléc". Mais uma tentativa e nada de "cléc".

— Ai meu Deus! Não quer travar! – eu já estava gritando, me sentindo praticamente viúva e querendo a todo custo, sair dali, mas já estava presa com a trava o que impossibilitava a minha saída.

Acontece que a trava do brinquedo foi feita para ficar bem justa, descobri quando a funcionário do parque veio até nós explicar, evitando assim que o passageiro bata a cabeça ou sacuda demais no brinquedo e pelo fato do meu marido ser um tanto rechonchudo, ele teria que se mudar para uma cadeira com uma trava maior.

Que maravilha!!! Eu estava presa, sozinha, no brinquedo que eu não queria ir nem que me pagassem, sem ter como sair dali e meu marido iria somente no próximo trem. Tudo o que eu queria naquele momento era poder voltar atrás...

Passei os 2 minutos e meio que dura o percurso odiando muito meu marido, xingando a montanha-russa com todos os palavrões que eu me lembrei naquela hora, me arrependendo da viagem, amaldiçoando o parque e imaginando só coisa ruim.

— E se essa "piiii" (sinal de censura) dessa trava abrir? – Acho que meu diretor estava pedindo, nesse momento: "— Quero mais drama nessa cena!"

Quando saí com as pernas bambas e tremendo reencontrei o grupo. Logo que me viram perguntaram eufóricos, falando um por cima do outro:

— Você viu que legal! – gritou um.

— Tinha um monte de botões no painel do carrinho! – interrompeu o outro.

— Você viu que dava para escolher a música que você ouvia durante todo o trajeto? – perguntou a guia que nos acompanhava.

Não disse nada, mas percebi que todos do grupo que foram na tal montanha russa tinham se divertido, menos eu.

Mais uma vez, eu quis voltar atrás.

Para falar a verdade, realmente não vi nenhum desses botões que disseram, acho que talvez porque eu estava, o tempo todo, procurando o "Ctrl+Z".

Você alguma vez já procurou o "Ctrl+Z"?

Vou explicar:

Você se lembra de alguma vez que sentiu vontade de quebrar seu cartão de crédito quando recebeu a fatura? Ou então quando subiu na balança e descobriu que estava no mínimo cinco quilos a mais do que imaginava? Ou ainda, de quando mentiu para alguém que ama? E quando olhou para o carnê com 72 parcelas do carro novo que comprou, sem pensar muito que quando terminasse de pagar, aquele carro já nem seria mais tão novo assim? Se você se lembra e essas perguntas te incomodam ao menos um pouquinho, é porque se culpa. E se você se culpa é porque, se pudesse voltar atrás, faria diferente.

Adoro informática. Temos em nossa cabeça o melhor computador que já existiu. Nosso cérebro. Mas mesmo com um "hardware" tão poderoso e com tantos "softwares" instalados, nos falta um "atalho". O que me faz ficar com certa inveja do meu notebook. O "Ctrl+Z"!

"Ctrl+Z": São duas teclas que quando apertadas juntas fazem a mágica acontecer: Desfaz sua última ação e volta até o momento anterior.

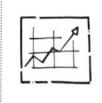

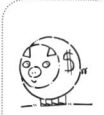

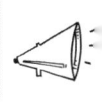

Na frente de uma vitrine você pensa "Preciso desse sapato para viver", compra o sapato, chega em casa e vê seu armário abarrotado de outros pares e percebe que nem precisava dele tanto assim? "Ctrl+Z". O sapato desaparece e o dinheiro, volta automaticamente para a sua conta corrente. Ufa!

Comprou 12 peças maravilhosas numa liquidação incrível, e quando foi vestir viu que não são tão maravilhosas assim e que na verdade nem tinham nada a ver com Você? "Ctrl+Z". As peças voltam para a loja e você fica livre daquelas coisas que comprou por impulso.

Comeu feijoada. Deu azia? "Ctrl+Z". Acordou ao lado de alguém que o fez ficar com vontade de desaparecer? "Ctrl+Z". Acabou de devorar uma panela de brigadeiro e estragou a dieta? "Ctrl+Z". Esbarrou e quebrou o vaso chinês da sua sogra? "Ctrl+Z". Mandou aquela pessoa que você tanto gosta para "aquele lugar"? "Ctrl+Z". Foi dar ré e bateu o carro no pilar da garagem? "Ctrl+Z". Derrubou o celular na privada? "Ctrl+Z".

"Ctrl+Z", "Ctrl+Z", "Ctrl+Z".

A pergunta que fica é: Será que se pudéssemos voltar atrás livremente toda vez que quiséssemos, e refazer tudo o que não terminou com o final que gostaríamos, conseguiríamos ir em frente?

Não temos o "Ctrl+Z" na vida, é verdade, mas temos a experiência de já sabermos como vamos nos sentir logo após passar a euforia da compra de um novo celular, só porque ele é de um novo modelo que possui uma câmera com alguns megapixels a mais.

Temos a capacidade que nenhum computador tem ainda, de aprender com nossos erros, de pensar antes de agir.

Então vá em frente, mas vá em frente diferente!

Decidi mesmo ir em frente. Enfrentei todas as montanhas russas que apareceram dali em diante. Não procurei mais o "Ctrl+Z" e aproveitei para levantar os braços e curtir o passeio. Desde então, "meu diretor" sempre tenta colocar uma pitada de aventura nas cenas de drama que, inevitavelmente, acontecem.

Pois bem, logo depois que voltamos dessa viagem, comprei um DVD com um documentário do Discovery Channel sobre montanhas-russas. Nele, engenheiros nos mostram por "A + B" que temos muito mais chance de morrermos dentro da nossa própria casa do que em uma montanha russa em um grande parque de diversões.

E a pergunta que não cala: por que será que costumamos ser tão pessimistas então?

OTIMISMO

A vida tem dois lados, um ótimo, outro péssimo.
Nós escolhemos por qual deles nós queremos vê-la.

Você Pessimista

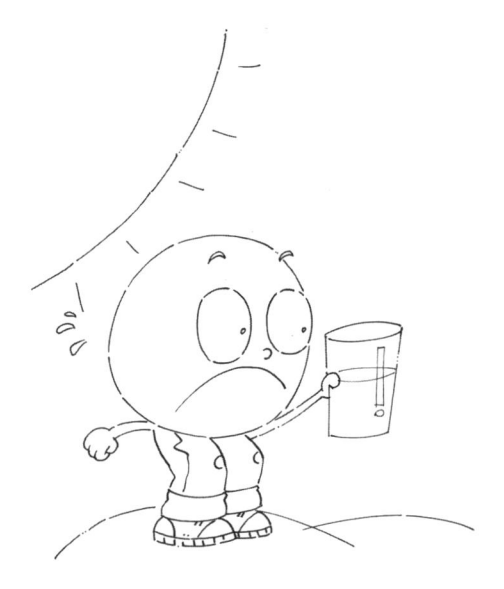

É Você quando: Vê o copo meio vazio.

Clichê: Uma desgraça nunca vem sozinha.

Se a vida tivesse trilha sonora tocaria: Um dia feliz, às vezes é muito raro... (Fácil – Jota Quest)

Para pensar nessa hora: Pessimismo é humor, o otimismo é vontade. (Émile-Auguste Chartier)

Você Otimista:

É Você quando: Vê o copo meio cheio.

Clichê: Após a tempestade vem a bonança.

Se a vida tivesse trilha sonora tocaria: Além do horizonte deve ter, algum lugar bonito para viver em paz. Onde eu possa encontrar a natureza, alegria e felicidade com certeza. (Além do horizonte – Roberto Carlos)

Para pensar nessa hora: Otimismo é esperar pelo melhor. Confiança é saber lidar com o pior. (Roberto Simonsen)

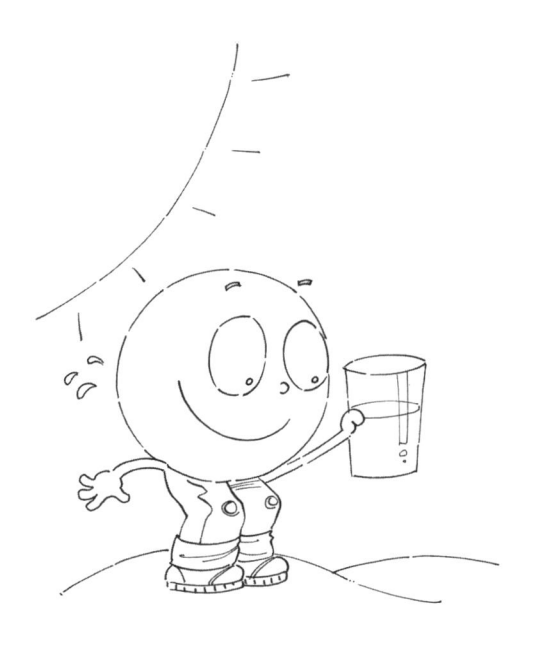

O pato azarado...

Já li em algum lugar que sermos otimistas ou pessimistas é uma questão de genética. Acredito que até pode ser, mas apenas em parte. Estou certa que quanto mais mal-humorado estamos, mais pessimistas ficamos, ou ainda, quanto mais infelizes com uma situação, mais pessimistas seremos em relação a ela e quanto mais contrariados estivermos, também mais pessimistas seremos. E o contrário também é verdadeiro. Quanto melhor meu humor, maior meu otimismo! Vejo que esses comportamentos estão intimamente relacionados. Alguém que decidiu escalar uma montanha, por exemplo, se estiver pessimista em relação a isso e achando que vai morrer sem sinal no celular com o pé congelado depois de passar fome e sede por 4 dias, nem tem por que sair de casa. Não é?

Quando eu estava com 16 anos, fiz minha primeira viagem internacional. Fui sozinha conhecer os Estados Unidos e o Canadá. Não teria pai nem mãe para mandar em mim e ainda tinha um bom dinheiro para torrar como eu bem entendesse. O que mais uma adolescente podia querer? Viveria uma aventura que duraria um mês inteiro. Eu era adulta pelo menos enquanto durasse a viagem.

Por volta da metade da viagem pegamos um voo que iria de Boston para Washington. Essa seria a segunda vez que eu voaria de avião, sendo que a primeira foi na ida dessa mesma viagem na saída do Brasil.

Logo que o avião decolou, senti que algo estava muito errado.

— Está baixo demais! Está baixo demais! Tem algo errado, está baixo demais! – eu repetia, já começando a ficar assustada, para a Sabrina, a amiga que estava do meu lado.

O comandante então falou algumas coisas em inglês, que eu não entendi, mas que pelo tom de sua voz não pareciam coisas boas. Não eram mesmo boas notícias, antes que ele acabasse de falar, a maioria dos passageiros já estava gritando.

— Tem sangue na janela! – gritou de repente um passageiro que estava sentado um pouco atrás de mim.

— Acho que entrou um "pato" na turbina! – gritou outro.

— Nós vamos cair! – gritou mais um.

— Vamos morrer! – e o pânico começou a tomar conta do avião.

As pessoas gritavam, alguns levantaram e tentaram pegar coisas no compartimento de bagagens de mão, o avião fez curvas mais bruscas e foi aí que muitas dessas coisas começaram a cair no chão. Tinha gente chorando, gente rezando, alguns se abraçaram, outros tentavam soltar o cinto e se levantar. Uma pessoa que voltava do banheiro depois que o comandante acendeu o aviso de apertar os cintos, caiu no corredor. Uma mulher bem próxima de onde eu estava ficou paralisada, com o olhar vidrado em estado de choque e acabou tomando um tapa na cara de uma das comissárias para voltar ao normal, enquanto outra comissária tentava, em um tom bastante enérgico, colocar ordem no avião e fazer com que todos ficassem numa posição adequada para o pouso forçado, com a cabeça entre as pernas que deveriam ser abraçadas por trás dos joelhos.

Os passageiros gritavam como se tivessem, nesse momento, apenas duas opções:

— Socorro! – opção escolhida pelas velhinhas, crianças e mulheres do avião.

— Nós vamos morrer! – ecoava pelo avião em um coro composto, em sua maioria, por grossas vozes masculinas.

Nessa hora, um amigo do nosso grupo, Marcio, conseguiu dar um grito tão alto, que se destacou dentre todos os outros:

— Ahhhh.... Nós vamos mesmo morrer! Meu pai disse que quando colocam a gente no avião nessa posição, é porque vamos morrer!

E eu que estava vivendo a maior aventura da minha vida, estava achando tudo aquilo o máximo. Até disse para minhas amigas:

— Pensa só, que legal! Se sobrevivermos, vou poder contar isso para todo mundo!

Não morri – como você já deve ter percebido – eu adoro contar essa história até hoje.

Uma história que tinha tudo para ser dramática foi pura aventura e comédia. Menos para o pato, para ele a história foi drama mesmo.

Desde esse dia eu gostaria de poder ler o pensamento dos passageiros no momento da decolagem de um avião. Aposto que muita gente se pergunta: Será que esse treco vai cair?

Provavelmente não, o avião é um dos meios de transporte mais seguros do mundo e as estatísticas estão do nosso lado, porém nunca vi uma notícia na TV dizendo: Hoje, no Brasil, decolaram e pousaram mais de 1.000 voos em total segurança. Nenhuma luz de emergência se acendeu, nenhuma máscara de oxigênio caiu sobre a cabeça de ninguém e ninguém precisou usar o assento para flutuar. Mas quando tem um acidente fala-se disso por semanas, até mesmo por meses, em todos os canais da TV.

Escolhemos pensar positiva ou negativamente, mas aprendemos desde pequenos a ser um pouquinho mais pessimistas.

Quem já fez uma cirurgia sabe bem disso. Antes de apagar em uma anestesia geral, a pergunta que passa sorrateiramente pela nossa cabeça é: Será que eu volto?

Então, você checa os riscos com o seu médico:

— Doutor, quantas pessoas o senhor já operou?

— Mais de duas mil!

— Alguma morreu?

— Nenhuma!

Então, você se pergunta:

— Puxa vida, será que vou ser o primeiro?

Desde crianças, aprendemos a nos preparar para receber notícias ruins.

Quer ver só? Vamos fazer um teste rápido, são perguntas que costumo fazer quando falo sobre isso nas minhas palestras com as pessoas que estão participando. Peço que elas levantem a mão para a alternativa que corresponde ao seu pensamento de acordo com os exemplo que dou.

O telefone toca de madrugada, antes de atender, você imagina:

(   ) Alguém morreu, ou;

(   ) Um amigo com saudade bebeu umas a mais e esqueceu que onde você mora tem outro fuso horário?

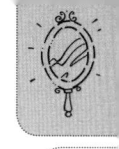

Seu filho saiu com os amigos, você disse para ele voltar às 22h e já é meia noite, você tem certeza quê:

( ) Aconteceu "alguma coisa", ou;
( ) Meu filho está se divertindo tanto que esqueceu da hora?

Seu namorado ou marido, marcou de te encontrar às 19h, já são 20h e ele ainda não chegou, você liga no celular e dá caixa postal. Arrá! Aposto quê:

( ) Furou um pneu e o celular estava sem bateria;
( ) Bateu o carro e ele está inconsciente, ou ainda;
( ) O canalha está com outra?

Sua esposa lhe liga e diz: Precisamos conversar!
Nessa hora, nem preciso dar alternativa nenhuma, pois o público já reage assim:
—Xiiiiii...

É... Precisa ser realmente muito otimista para conseguir pensar em uma alternativa positiva para essa situação! Mais otimista até do que eu fui no incidente do avião. E quando estamos otimistas, conseguimos manter a calma até em situações mais extremas. Então tenha calma, e vá para a próxima página.

AUTOCONTROLE

Isso ainda vai fazer diferença na sua vida daqui a 10 anos?
Se a resposta for sim, você tem todo o direito de se estressar. Se for não, deixa pra lá!

Você Estressado

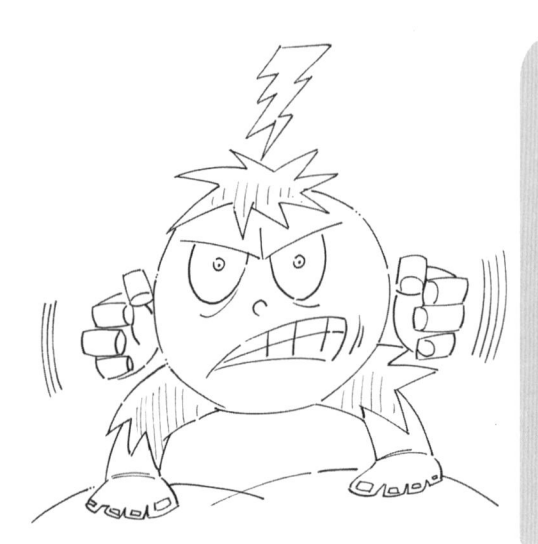

É Você quando: Está "P" da vida.

Clichê: Mais vale virar vermelho por cinco minutos que amarelo a vida inteira.

Se a vida tivesse trilha sonora tocaria: Estou preso no trânsito com pouca gasolina, o calor tá de rachar e lá fora é só buzina. Isso me dá tic tic nervoso, tic tic nervoso, tic tic nervoso! (Tic nervoso – Magazine)

Para pensar nessa hora: Ser violento é o último refúgio do incompetente. (Isaac Asimov)

Você Zen

É Você quando: Está calmo.

Clichê: Tá nervoso? Vai pescar...

Se a vida tivesse trilha sonora tocaria: Tudo é tão bom e azul e calmo como sempre... (Fácil – Jota Quest)

Para pensar nessa hora: O importante não é aquilo que fazem de nós, mas o que nós mesmos fazemos do que os outros fizeram de nós. (Jean-Paul Sartre)

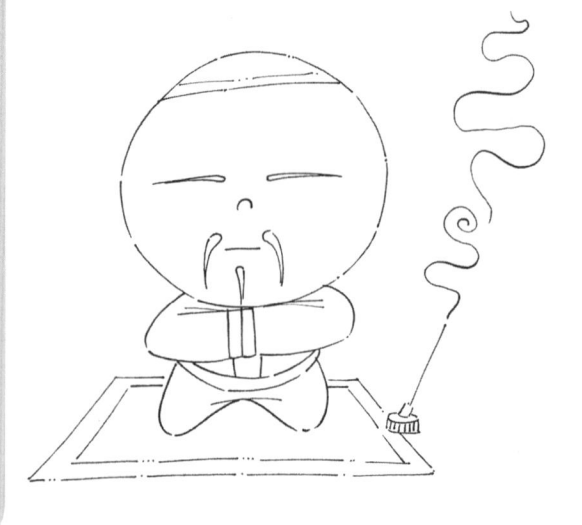

E o Oscar de melhor trilha sonora vai para...

Como você já deve ter percebido, na vida, diferente de um filme, não tem trilha sonora, quer dizer, algumas vezes até tem. E essa é a história que vou contar agora:

São poucas as coisas que me deixam brava. O problema é que sou **8 ou 80**. Ou não estou nem um pouco brava, ou estou muito brava. Quando interrompem algo que eu quero fazer ou que preciso me concentrar, por exemplo, é uma das coisas que me deixam brava. Fico nervosa de verdade quando tento fazer algo importante e não consigo, por mais que eu tente. Como acontece quando eu quero escrever e o mundo não permite.

Vou explicar: Eu estava trabalhando na edição desse livro e decidi ficar em casa durante alguns dias em vez de ir ao escritório, acreditando que assim conseguiria produzir mais e melhor, afinal, poderia manter o foco o dia inteiro. Esse era o plano perfeito. Eu estava motivada, inspirada e pronta para trabalhar.

Acordei cedo, fiz um café, liguei meu notebook, conectei o carregador de baterias, coloquei tudo na mesa, puxei uma cadeira confortável. Pronto, perfeito! Lembrei-me até de desativar o acesso à internet para que não chegassem e-mails que tirariam a minha atenção. Ótimo. Era hora de começar a escrever.

No meio do primeiro parágrafo fui interrompida pelo aspirador de pó, que minha diarista passava toda empolgada pela casa. Levantei, fui até a sala:

— Cleide! Por favor, desliga o aspirador! – pedi, mas ela não ouviu.

— Ô Clêêêêêêide! Desliga o aspirador! – repeti, um pouco mais alto, mas nada aconteceu.

— Clêêêêêêêidêêêêêêêê! Desliga essa porcaria de aspiradôôôôôôr!!! – gritei, no exato momento em que ela desligou o aspirador, não por ter me ouvido gritar, mas por já ter acabado a limpeza da sala.

— Ai que susto! Precisa gritar assim? – perguntou a Cleide me olhando como se tivesse visto uma assombração.

Silêncio novamente, recomecei o primeiro parágrafo. Menos de 3 minutos depois fui interrompida, dessa vez pelos cachorros que fizeram o maior escândalo quando o carteiro tocou a campainha.

Levantei, fui até a janela:

—Xiiiiiiiiii! – fiz para que os cachorros fossem deitar.

Os cachorros dormiram. Silêncio, ótimo. Reli as poucas linhas que havia escrito para retomar o raciocínio e continuar dali. Recomecei a escrever. Agora vai!

Então foi a vez do caminhão de gás, com aquela música que você já conhece muito bem. *Pour Elise*, a música, composta por Beethoven, trilha sonora de "Minha amada imortal" além de tantos outros filmes, era agora parte também da trilha sonora da minha vida, em sua pior versão, a do caminhão de gás.

Chega! Eu não queria mais escrever. Só queria brigar com a Cleide, com os cachorros, com o carteiro, com o motorista do caminhão de gás e com qualquer outra criatura barulhenta que cruzasse o meu caminho.

Eu precisava de outra ideia para poder, quem sabe, ter paz para focar no trabalho que eu queria fazer.

No dia seguinte fui para o escritório bem cedo, às seis da manhã, para aproveitar o silêncio, já que todos só chegariam a partir das oito ou nove horas e assim eu poderia escrever por pelo menos duas horas sem interrupções. Ótima ideia!

Preparei um café, liguei o notebook, conectei o carregador de bateria, abri o arquivo com o texto, reli o que havia escrito até então, pensei um pouquinho, respirei fundo e comecei a digitar.

Acontece que bem embaixo do meu escritório há um salão de cabeleireiros e um deles teve a brilhante ideia de ir bem cedo também, às seis da manhã, para fazer faxina no salão. Coincidência, não? Mas calma, não era só isso.

A faxina foi feita por um cabeleireiro metido a cantor, acompanhado por um DVD do Fábio Jr., em altíssimo e bom som.

Eu teimava em começar um parágrafo já que "nem por você nem por ninguém, eu me desfaço dos meus planos", que eram de continuar escrevendo. Não parei, pois sei que desistir "é pra quem não acredita na força do coração". Mas escrever, naquele momento, não estava sendo uma tarefa fácil e cheguei a perguntar para mim mesma:

—"O que é que há? O que é que está se passando com essa cabeça?" – afinal, eu só pensava em Fábio Jr. e além das músicas dele não tinha mais nada dentro da minha cabeça.

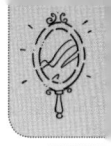

Parei. Melhor deixar para escrever em outro momento do que cometer um assassinato. Se bem que pelo menos na cadeia eu teria sossego e poderia escrever o dia inteiro. Hum... Não, melhor não! Fechei o arquivo e fui tratar de fazer outras coisas, inclusive descer no salão e confiscar, sem prazo determinado, o DVD do Fábio Jr.

Fiquei tão incomodada com o Fábio Júnior que demorei a perceber que ele mesmo me daria a resposta que eu buscava:

— "Quando a noite traz o silêncio, estou sozinho, então eu penso"! – cantou ele para mim depois, quando pude ouvi-lo já mais calma, no DVD confiscado, sem xingá-lo ou acusá-lo de estar acabando com o meu texto.

E agora estou eu aqui, em paz, escrevendo às duas e quinze da manhã. Todos estão dormindo, inclusive a Cleide, meus cachorros, o carteiro, o entregador de gás, o cabeleireiro faxineiro cantor, e aposto que até mesmo o Fábio Jr.

Nós queremos tantas coisas na vida que, às vezes, abrimos mão de viver bem o agora para podermos conquistá-las. Querer não é problema, ficar sofrendo por querer é. Forçar uma situação por não querer esperar também.

Ir em frente é importante. Ir em frente em paz, mais importante ainda.

Levando em consideração suas ambições e o quanto de *stress* elas geram no seu dia a dia, convido-o a pensar em uma metáfora bem simples:

Se você anda subindo por uma escada rolante que está descendo, você está estressado.

Se você está subindo por um elevador panorâmico, você vai muito bem, obrigado!

Em ambos o objetivo principal é subir.

Porém, não podemos esquecer que como nos sentimos enquanto subimos faz toda a diferença! Porque esperto é aquele que sabe onde quer chegar, mas não espera para ser feliz apenas quando estiver lá.

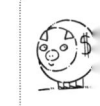

ESPERTEZA

Ser esperto não tem nada a ver com ficar com o pé atrás.
Ser esperto é viver colocando o pé na frente. Um depois do outro, sem parar.

Você Boa Fé:

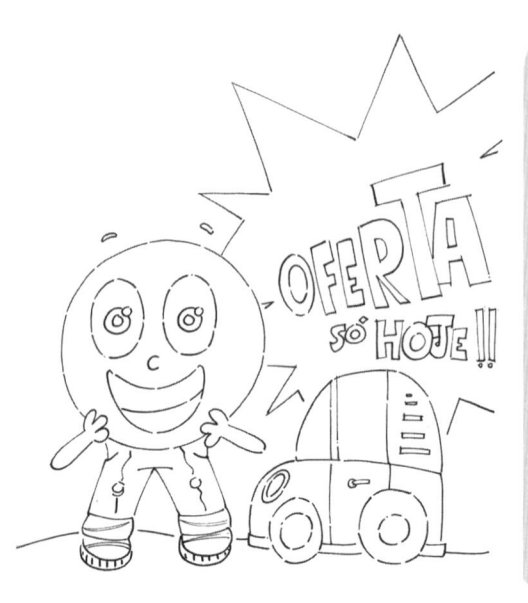

É Você quando: É ingênuo.

Clichê: Camarão que dorme a onda leva.

Se a vida tivesse trilha sonora tocaria: Quem me dera, ao menos uma vez, ter de volta todo o ouro que entreguei a quem conseguiu me convencer que era prova de amizade se alguém levasse embora até o que eu não tinha... (Índios – Legião Urbana)

Para pensar nessa hora: A confiança do ingênuo é a arma mais útil do mentiroso. (Stephen King)

Você Ladino:

É Você quando: Quer levar vantagem.

Clichê: Quando você vem com a farinha, o meu bolo já está pronto!

Se a vida tivesse trilha sonora tocaria: Se você quiser alguém em quem confiar, confie em si mesmo... (Mais uma vez – Legião Urbana)

Para pensar nessa hora: O maior erro dos espertos é achar que podem fazer todos de otários. (Jô Soares)

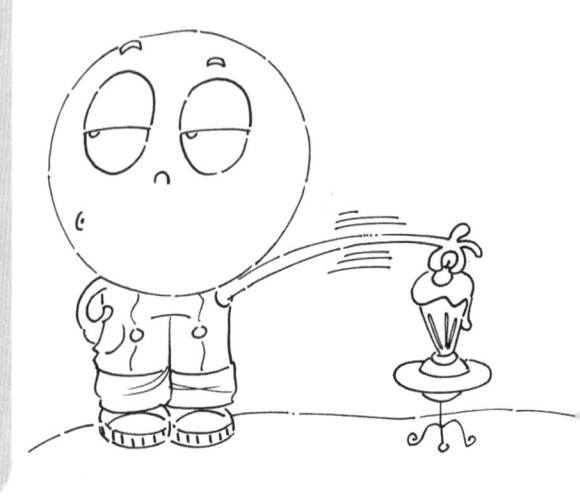

E lá vamos nós...

Já aconteceram algumas coisas na minha vida, que me deixaram em dúvida e me fizeram repensar o que significa ser esperto. Vou dar um exemplo: emprestei dinheiro a uma pessoa que, num domingo, desabafou que teria o carro tomado na segunda-feira, pois só receberia o pagamento na quarta e precisava do dinheiro para acertar a dívida do veículo:

— Por causa de dois dias. Dois dias! – dizia ele, inconformado.

Nesse dia me despedi – e hoje sei que foi em caráter definitivo, de quatro mil Reais. Coloquei-me no lugar dele e decidi emprestar o dinheiro por dois ou três dias. Já se passaram dois ou três anos.

A princípio, pensei em agir como o Pica-Pau, no episódio "A vassoura da bruxa", em que passa o desenho inteiro cobrando pela reforma que fez no cabo da vassoura da bruxa:

— Pague os 50 centavos! – repetia o Pica-Pau, que fez da vida da bruxa um inferno o episódio todo até que ela finalmente lhe pagou os 50 centavos que devia.

Mas decidi, apenas, seguir em frente e deixar pra lá.

Permita-me acrescentar também que foi me sentindo boba e na dúvida de quão tola eu havia sido naquela situação que redefini, no texto que você vai ler agora, o que eu acredito que signifique ser esperto.

Ser esperto é fazer o que é certo por decisão própria e não porque tem alguém olhando. É dar tudo de si no trabalho e nas relações para obter os melhores resultados. É compreender que ser bom para os outros é bom para você mesmo em primeiro lugar.

Se você é esperto, então cumpre o combinado consigo mesmo e tem disciplina. Esperto é aquele que enquanto os outros reclamam da vida, procura oportunidades e comemora os resultados, na empresa, na balança, na conta corrente e na vida.

Se você é esperto é o dono do seu tempo, do seu corpo, do seu dinheiro, dos copos de cerveja que toma, da quantidade de carboidratos que ingere e da velocidade com que dirige.

Se você é esperto, sabe respeitar o espaço, o resultado, o dinheiro, o trabalho, a opinião do outro e compreende que o outro é realmente outro, com outras crenças, outros valores, outros pensamentos e outras verdades.

Quem é esperto não aceita as coisas prontas como elas chegam até você por meio da TV, dos livros, das revistas, das notícias. Esperto é aquele que sente prazer em aprender, em pensar, descobrir e experimentar.

Ingênuo é aquele que é preguiçoso do pensamento. É aquele que espera a sorte acontecer. Ingênuo é aquele que diz que a vida não é justa – e ela realmente não é, mas o ingênuo usa isso como desculpa pelo próprio fracasso e como motivo para não sair do lugar.

Ingênuo é quem espera o sucesso sem trabalho, a promoção sem resultados e o amor sem conquista.

O Ingênuo espera a oportunidade bater à sua porta, o par perfeito pisar no seu pé na fila do cinema, o reconhecimento enquanto joga paciência no computador da empresa.

O ingênuo faz figa, bate na madeira, entra nos lugares com o pé direito, faz promessas e no Réveillon pula sete ondas, come sete uvas e guarda as sementes na carteira o ano inteiro, embrulhadas em uma nota de Dólar.

O esperto planeja, trabalha, aprende, planeja novamente, trabalha mais um pouco para aprender alguma coisa depois e na noite do ano novo entra no mar para lavar a alma com a certeza de que deu tudo de si no ano que termina para merecer um feliz ano novo.

Bobo é quem deixa para ser feliz quando a faculdade terminar, quando o amor acontecer, quando receber uma promoção ou comprar um carro ou a casa própria.

E eu sabia que tinha feito o que acreditava ser o certo.

Ufa! Que alívio.

Descobri que a tola não era eu!

Quem assistiu ao desenho do Pica-Pau que citei já sabe que só dá para voar depois de quitarmos as nossas dívidas, financeiras ou não. Se não, ficamos repetindo, sem nenhum sucesso:

— E lá vamos nós!

Mas não decolamos.

Bom, pelo menos eu estava livre daquele fantasma. E agora, já podemos falar de outro fantasma. E olha que esse pode até ter a forma de um fantasma mesmo.

MEDO

Medo é aquilo que é capaz de transformar você, de uma Ferrari em uma Besta. (E eu estou falando do carro!)

Você Medroso:

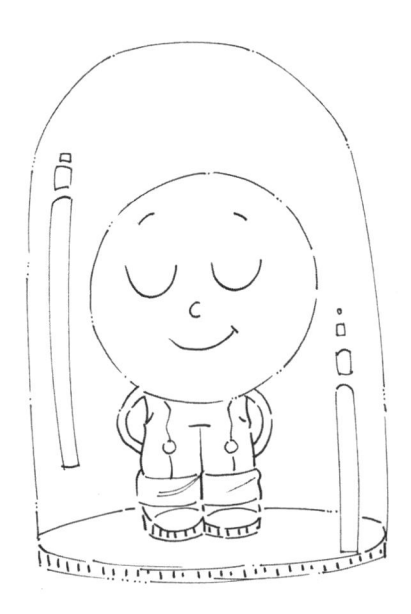

É Você quando: Está com medo.

Clichê: Melhor um covarde vivo que um herói morto.

Se a vida tivesse trilha sonora tocaria: A vida é sempre um risco e eu tenho medo do perigo. (Lágrimas e chuva – Kid Abelha)

Para pensar nessa hora: Podemos facilmente perdoar uma criança que tem medo do escuro. A real tragédia da vida é quando os homens têm medo da luz. (Platão)

Você Corajoso:

É Você quando: Encara seu medo de frente.

Clichê: Quem tem coragem, tem vantagem.

Se a vida tivesse trilha sonora tocaria: Nada a temer senão o correr da luta. Nada a fazer senão esquecer o medo. Abrir o peito à força numa procura. (Caçador de mim – Flávio Venturini)

Para pensar nessa hora: A vida não é medida pela quantidade de vezes que respiramos, mas pelo número de vezes que perdemos o fôlego. (do filme: Correndo contra o tempo)

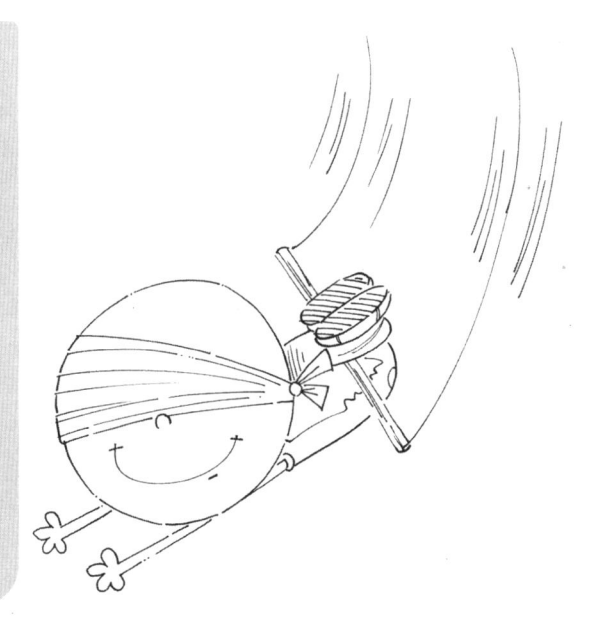

Você tem medo de quê?

Fui uma criança que não tinha medo do escuro, nem de fantasmas, nem do bicho papão e nem mesmo do homem do saco que minha mãe dizia que viria me pegar se eu me debruçasse na janela do apartamento. E eu era tão corajosa que enfrentava até mesmo a minha mãe. Olha que minha mãe dava de dez a zero no homem do saco! Meu pai me chamava de "kamikaze" quando eu cometia algum ato de bravura como por exemplo, colocar as mãos na cintura, levantar o queixo e exclamar em um bom volume, bem na frente da "fera":

— Você não manda em mim!

Depois eu apanhava. Mas eu nem ligava.

Minha mãe ainda dizia: Chora! Porque enquanto você não chorar, não vai parar de apanhar!

Eu não chorava. Ela, obviamente, parava mesmo assim.

Eu era tão corajosa que uma vez perdi um namoradinho, que arrumei em um acampamento da escola, porque matei uma barata dando um bom pisão nela.

— Eca, que horror! Meninas de verdade não matam baratas! – justificou ele.

Saltei de *bungee jump*, fiz tirolesa, arvorismo, rafting, tive um filho. Talvez esse último tenha sido o ato de maior coragem até aqui. Maior até do que o de ter enfrentado minha mãe!

Desde o dia em que o Gabriel nasceu, ficou mais difícil continuar tendo ao menos metade da coragem que eu tinha. A minha medrosa interior nasceu juntamente com meu filho.

Tenho medo de não saber como educá-lo, de ser dura demais, de ser mole demais, de prendê-lo muito, de soltá-lo muito. De exigir demais ou de menos. De não ser boa mãe, de não ter resposta para as perguntas que ele me fizer. Tenho medo até de viajar de avião sem ele. Não tenho medo de morrer, tenho medo de deixá-lo aqui, sem mim.

Tenho medo do dia que ele for embora para viver, independente, sua vida.

Hoje sinto medo do que ainda não conheço, por não saber se o desconhecido será bom para ele.

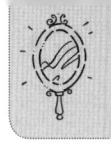

O desconhecido, às vezes, veste mesmo uma roupa bem feia. O medo é aquele velho amigo do pessimismo e sócio da ansiedade que você já conhece.

Eu e você sentimos medo, de coisas diferentes, é claro!

O medo é um sentimento que nos avisa que algo pode ser perigoso e que joga adrenalina em nossas veias para que possamos reagir imediatamente. O coração acelera, as mãos tremem, os pelos do braço se arrepiam a respiração aumenta, as pupilas se dilatam e nós, que além de racionais somos também animais, ficamos preparados para lutar ou para fugir.

E é isso que define qual dos dois tipos de medo nós estamos sentindo.

Quando fugimos é porque sentimos o que eu chamo de "medo freio de mão", aquele que faz a gente parar e o movimento cessar, a vontade passar. E, muitas vezes, também a oportunidade se perder.

Esse é aquele medo que faz com que não acreditemos que somos capazes, que diz que nós não merecemos, é o medo que nos impede de ir, de fazer, de querer, de falar e até mesmo de viver como gostaríamos.

É o medo que, quando passa, deixa um vazio e uma sensação de que a vida passou, mas você não foi com ela.

Quando lutamos, sentimos medo de uma forma diferente. Esse é o medo que chamo de "medo empurrão":

É o tipo de medo que o faz entrar na fila da montanha russa mesmo que se perguntando: "O que eu estou fazendo aqui?" Que faz com que você sente no primeiro carrinho e diga: "Agora não tem mais jeito!" Que faz você rezar na subida e gritar na descida. E juntamente ao tremendo frio na barriga, você tem a certeza que está vivo e descobrindo novas formas de fazer a vida valer a pena. E essa certeza acontece sempre que decidimos viver uma aventura.

Escalar uma montanha, descer de rapel uma cachoeira, fazer uma viagem sem rumo certo, mandar seu emprego de 20 anos que não te faz feliz para o inferno, casar, separar ou ter um filho. A aventura é você quem escolhe.

O importante é ter coragem para fugir do óbvio e sair do lugar comum, dizer tchau a sua rotina, a sua zona de conforto e experimentar o novo. Para voltar atrás depois ou não. Não importa.

Coragem não significa não ter medo. Coragem é a capacidade de fazer algo mesmo quando estamos "mortos" de medo.

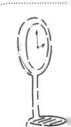

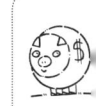

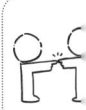

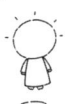

Já que falamos em capacidade, vou lhe explicar nas próximas páginas como a capacidade que temos está diretamente relacionada à capacidade que acreditamos ter.

CAPACIDADE

Se tentamos ser humildes corremos o risco de parecermos inseguros.
Se tentamos ser autoconfiantes corremos o risco de sermos arrogantes.
Vale a pena continuarmos tentando ser o melhor que pudermos mesmo assim!

Você levando o Não Consigo:

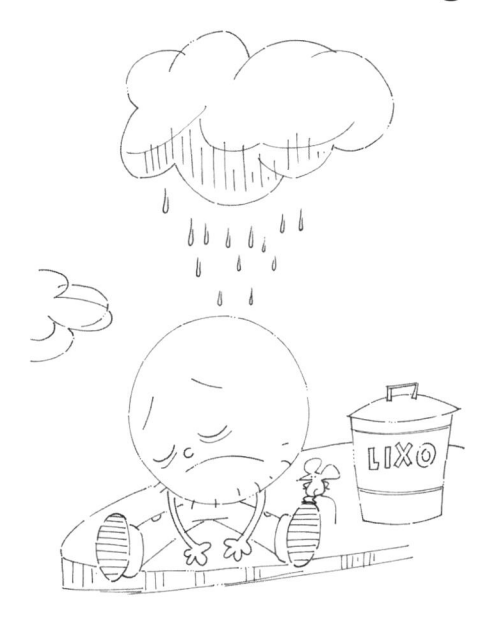

É Você quando: Não acredita em si mesmo.

Clichê: É muita areia para o meu caminhãozinho.

Se a vida tivesse trilha sonora tocaria: Pode até parecer fraqueza, pois que seja fraqueza então... (Apenas mais uma de amor – Lulu Santos)

Para pensar nessa hora: Quer você acredite que consiga fazer uma coisa, quer você acredite que não, você estará certo. (Henry Ford)

Você Consegue:

É Você quando: Está autoconfiante.

Clichê: Querer é poder!

Se a vida tivesse trilha sonora tocaria: Gigante pela própria natureza, És belo, és forte, impávido colosso, E o teu futuro espelha essa grandeza. (Hino Nacional Brasileiro)

Para pensar nessa hora: Aquele que controla os outros pode ser forte, mas aquele que domina a si mesmo é ainda mais poderoso. (Lao-Tsé).

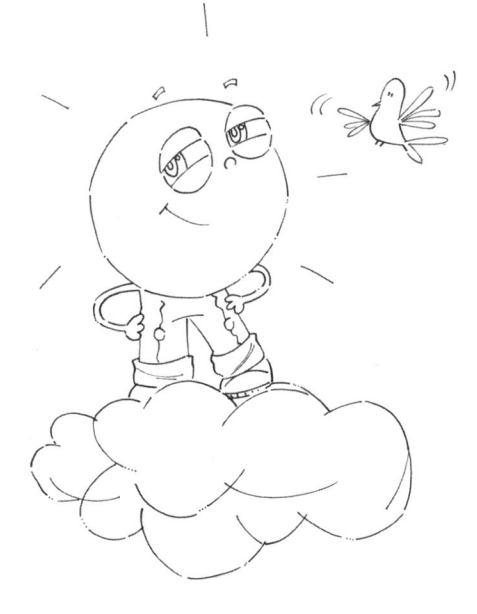

Mãe, te devo essa!

Minha mãe me contava que quando eu tinha no máximo uns 3 anos, ela precisava de uma estratégia para que eu fosse me tornando um pouquinho mais independente e aprendesse a me virar sozinha. Sempre que eu pedia algo, como por exemplo um copo de água, ela dizia:

— Vai lá filhinha! Pega sozinha que você é capaz!

Eu queria arrumar o cabelo e ela dizia:

— Arruma você mesma seu cabelinho, porque você é capaz!

A questão é que eu acreditei que era mesmo capaz de fazer tudo sozinha com apenas três anos de idade e exigia um maior grau de autonomia a cada dia.

Eu queria cozinhar e pegava as coisas da geladeira, a faca na gaveta e ia picar os temperos.

— Eu "acapaço"! – eu dizia tentando impedir minha mãe de tirar a faca da minha mão.

Sentava no banco do motorista e queria dirigir. Minha mãe tentava me tirar de lá:

— Eu "acapaço"! – eu gritava agarrada ao volante do carro.

Sou assim até hoje.

Paciência, ninguém mandou ela me ensinar que eu sou capaz, né?

Escrevi esta estória que você vai ler agora, pensando justamente nisso:

A crença faz o fato, ou o fato faz a crença?

O relógio na parede da casa da família Silva marcava seis horas e quarenta minutos da manhã.

Júlia, a mãe, descia as escadas para preparar o café da manhã, que sempre era servido antes das sete.

— Coloquem o uniforme e desçam, meninas. Não esqueçam as mochilas!

Do andar de cima as gêmeas da família, como de costume, responderam em uníssono:

— Tá certo, mãe. A gente vai levar as raquetes para jogar no parquinho depois da escola.

— Depois da escola, meninas? Vão jogar frescobol na chuva?

— Nem vai chover mãe e ontem fizemos duas amigas novas!

Júlia chega à cozinha, lava as mãos e segue para o fogão.

— Júlia, você viu o café extraforte que eu comprei no mercado outro dia? – Marcelo pergunta, da mesa, sem tirar os olhos do jornal, que nos últimos tempos passou a vir com mais revistas, mais cadernos, mais artigos.

Júlia pensou em ficar irritada com o marido, mas ele levantara mais cedo e já havia posto a mesa, então tratou ela mesma de preparar o café.

O relógio na parede da casa da família Silva marcava sete horas e cinco minutos.

As gêmeas, de uniformes e mochilas iguais, entram na cozinha e sentam-se à mesa.

— Queremos leite achocolatado! – avisam em uníssono.

— E a lactose, esqueceram que são alérgicas? Vocês duas vão tomar suco de laranja – Júlia vai à geladeira e volta com uma caixinha de suco de laranja.

As gêmeas à mesa servem-se, conformadas, de suco de laranja.

— Marcelo, as meninas vão beber meio litro de suco outra vez.

Marcelo levanta os olhos do jornal:

— Suco de laranja faz bem para a saúde!

— Marcelo, elas vão querer fazer xixi a caminho da escola.

— Esse jornal do vilarejo nunca esteve tão interessante – Marcelo levanta o jornal e dá uma sacudida. — Dá vontade de lê-lo do início ao fim.

As gêmeas à mesa já haviam bebido dois copos de suco de laranja e lambiam os lábios.

— Você disse que ia chover, Júlia? – pergunta Marcelo.

— Logo que acordei, achei que sim, mas agora, olha só! – Júlia puxou as cortinas da cozinha. — Que lindo esse sol lá fora! Você vai trabalhar até mais tarde hoje de novo, Marcelo?

O relógio na parede da casa da família Silva marcava sete horas e vinte minutos.

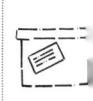

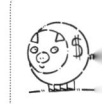

— Nada disso, hoje venho mais cedo para casa, adiantei boa parte do meu trabalho e vamos sair para jantar, temos muito que comemorar!

— Comemorar? – Júlia parecia bem interessada.

— Tenho uma boa notícia – disse levando a xícara de café à boca. — Consegui uma promoção no trabalho, estou assumindo a direção de uma nova área lá na empresa.

— Que maravilha! É a segunda promoção que você recebe esse ano! Aquele curso valeu mesmo a pena! Pelo jeito faremos a viagem que estamos planejando antes mesmo do que imaginávamos!

O relógio na parede da casa da família Silva marcava sete horas e vinte e cinco minutos.

Júlia se senta em frente a Marcelo:

— Eu também tenho uma notícia – diz. — Ando estudando durante as manhãs, decidi fazer uma faculdade agora que as meninas já estão crescidas, posso voltar a estudar.

Marcelo ri. Júlia percebe que ele nem se importava mais com as notícias do jornal.

— Vai lá Marcelo, corre, assim você consegue sair mais cedo hoje!

Marcelo se levanta:

— Vamos, meninas. Vou contar até dez. Façam xixi, peguem as mochilas, as raquetes e já para o carro!

O relógio na parede da casa da família Silva marcava sete horas e trinta minutos.

As gêmeas se revezavam entre passar pelo banheiro e levar as coisas para o carro.

— Cadê nosso lanche mãe? – perguntaram da porta, como sempre em uníssono.

— Aqui, meninas – disse Júlia indo até a sala e entregando as lancheiras para as filhas.

As gêmeas entram no carro.

— Mãe, quando sairmos da escola, podemos ir ao parquinho?

— Podem ir, só lembrem que vou servir o almoço a uma da tarde.

— Sempre conseguimos chegar na hora – disse a gêmea de cabelo comprido.

— Se não, nós vamos ficar de castigo – disse a outra gêmea, que tem o cabelo ainda mais comprido.

— Vocês têm aula de piano hoje à tarde. E se começar a chover, venham para casa correndo! – diz Júlia enquanto se debruça na janela do carro para dar um beijo no marido.

E no mesmo dia, só que do outro lado do vale...

O relógio na parede da casa da família Constâncio marcava mais ou menos dez horas da manhã.

Ana, a dona da casa, arrastava-se pelas escadas com o intuito de preparar o café da manhã que nunca conseguia servir antes das dez e meia, onze horas.

— Já chegaram da escola, meninas?

Do andar de cima as gêmeas da família, como de costume, responderam em uníssono:

— Tá acordada mãe? A gente "tá" na cama.

— E a escola, meninas?

— Ia chover hoje, mãe. A gente não foi à escola.

Ana acaba de descer as escadas e segue para a cozinha.

— Ana! – José exclama da mesa sem tirar os olhos do jornal, que nos últimos tempos ele já nem conseguia ler, pois não passava de montes de textos inúteis e não tinha nada que prestasse.

— José! – Ana pensou em ficar irritada com o marido que já devia estar ali há horas e nada fez, mas tratou ela mesma de fazer o café da manhã.

O relógio na parede da casa da família Constâncio marcava quase dez e meia.

As gêmeas, de pijamas iguais, entram na cozinha, sentam-se à mesa.

— Queremos leite com chocolate – avisam em uníssono.

— E a lactose? Esqueceram que vocês não conseguem digerir? Depois ficam aí, reclamando de dor de barriga!

Ana volta ao fogão para servir-se de mais café.

As gêmeas à mesa já se serviam de dois copos gigantes de leite achocolatado.

— José, as meninas estão bebendo leite, outra vez.

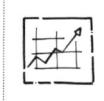

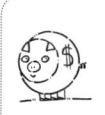

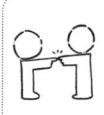

José não levanta os olhos do jornal:

— Leite com chocolate não é para mim.

— José, eu disse que as meninas estão bebendo leite!

— Esse jornal do vilarejo está cheio de porcarias – José levanta o jornal e dá uma sacudida. – Há tempos que não consigo lê-lo do início ao fim.

As gêmeas à mesa já haviam bebido dois copos gigantes de leite com chocolate e lambiam os lábios.

— As meninas disseram que ia chover? – veio a pergunta do José.

— Vai chover, meninas? – Ana puxou as cortinas da cozinha. — E esse sol lá fora... Você vai trabalhar hoje José?

O relógio na parede da casa da família Constâncio marcava mais de dez e meia.

— Vou trabalhar, não, mulher. Vai chover nada, está um dia de sol. Sair na rua com esse calorão vai baixar a minha pressão, não vou ficar desmaiando por aí.

— Desmaiar, José? Você desmaiou por aí?

— Não, mas poderia – resmungou e levou a xícara de café à boca. — O café está morno – acrescentou.

— Morno, José? Morno? Me admira muito que esteja morno. Quando eu tomei estava morno, agora, já deveria estar frio.

O relógio na parede da casa da família Constâncio marcava quase onze horas.

A cortina da cozinha despenca.

— Xi... outra vez, José.

— Bem que dinheiro podia dar em árvore aí no quintal para que a gente conseguisse comprar uma cortina nova.

— Não é a cortina, José. É o varão que se desprende da parede.

José ri. Satisfeito, parecia, com alguma coisa que leu na folha do jornal.

— Não vai perder o emprego, José. Você já não foi ontem.

José levanta os ombros.

— Tenho que pegar um atestado para os dias que não trabalhei na semana passada. Já aproveito e peço uns dias a mais... O trabalho está puxado, não consigo mais trabalhar tanto na minha idade.

— É, José, se eu não estivesse tanto tempo parada, talvez eu conseguisse um trabalho.

— É, Ana...

O relógio na parede da casa da família Constâncio marcava mais de onze horas.

As gêmeas terminavam o terceiro copo de leite com chocolate.

— Tem bolacha, mãe? – perguntaram em uníssono.

— Tem sim, meninas. Ai José, não consigo dizer não para essas duas!

As gêmeas pegaram um pacote de bolachas cada uma e levantaram da mesa.

— Mãe, enquanto não começa a chover, podemos ir ao parquinho?

— Podem ir, mas não balancem muito alto...

— Está bem, nós bem sabemos as regras, nunca balançamos alto – disse a gêmea gordinha.

— Se não, nós podemos esfolar os joelhos – disse a outra gêmea, que é ainda mais gordinha.

— E não subam no trepa-trepa!

— Mãe, ninguém vai mais no trepa-trepa – exclamam no costumeiro uníssono.

— E se começar a chover, venham para casa sem correr!

E naquele dia o milagre aconteceu. As gêmeas encontraram as gêmeas no parquinho e não demorou muito para que na casa dos Constâncio a conversa fosse outra.

— Olha homem, dá para acreditar que, agora que conhecemos a família dos Silva, descobrimos o que era?

— O que era o que mulher?

— A família ali do outro lado do vale é muito igual a nossa.

— Isto é verdade, Ana.

— E muito diferente, José.

— Ué! E o que é diferente então?

— Para os Silva, o "não-consigo" não existe.

— E é isso que faz toda a diferença?

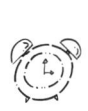

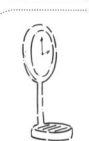

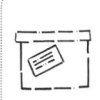

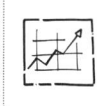

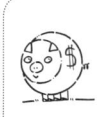

— Pois é!

A partir daí, falar "eu não consigo" também era proibido na casa da família Constâncio.

Eles finalmente descobriram que a crença faz o fato.

E que o "não consigo" se torna real quando acreditamos que ele existe!

Por isso, cada vez que um não consigo sair pela sua boca, pergunte-se:

— O que me impede?

E você vai ver que geralmente, a resposta a essa pergunta é:

— Nada!

Se nada te impede, vai lá e faz!

Até porque ninguém disse que seria fácil. E não é, mas quando você consegue superar seus medos e acreditar em sua própria capacidade, fica pronto para seguir em frente, rumo ao novo, finalmente. Então vamos!

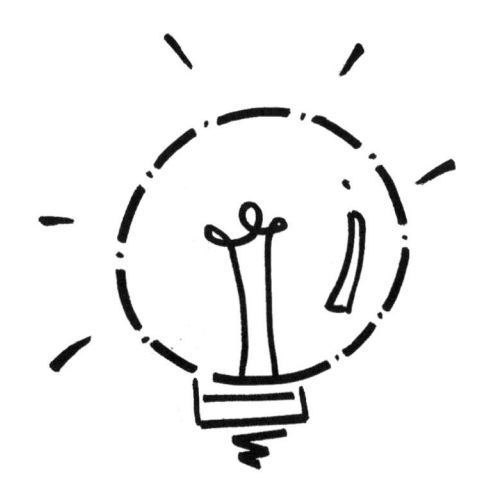

Você e o novo!

Inovação se escreve com "M"...

Embora eu ainda fosse muito jovem, me lembro bem da primeira vez que tentei "inovar" na vida. Eu tinha apenas seis anos, cursava o pré-primário no Colégio Notre Dame, um tradicional colégio de freiras em São Paulo, minha professora era a Irmã Patrícia, uma freira com cara de boazinha, mas que corria atrás de mim no pátio da escola na hora do recreio para arrancar meus dentes de leite. Eu estava aprendendo a escrever a letra "M". Copiava em uma folha do caderno várias palavras que começavam com "M" que a professora escrevia na lousa. Depois que eu já havia copiado todas as palavras e preenchido uma folha inteira do caderno, tive uma ideia. Na última "perna" de toda letra "M" que iniciava cada palavra da minha lição puxei um rabicho para baixo e fiz um efeito que eu achei super chique. O traço descia até quase a linha debaixo e terminava num belíssimo caracol. Ah, isso sim era lição caprichada, diferente! Demonstrava claramente meu estilo diferenciado e interessante de fazer as coisas. Pelo menos era o que eu achava!

A professora, entretanto, não concordava muito com isso. Quando viu minha lição, pela cara que fez, tomou um susto:

— Mas o que é isso que você fez? – disse a freira já procurando a borracha em cima da minha mesa.

Eu fiquei só olhando pra ela sem dizer nenhuma palavra.

— Olha só que coisa horrorosa esses rabichos todos – continuou ela enquanto apagava o meu elaborado trabalho.

— Faz tudo de novo. E sem inventar moda dessa vez, hein?! Quero ver a letra "M" bem bonita, igualzinha a que treinamos no caderno de caligrafia! – finalizou, deixando-me novamente na estaca zero.

Nesse dia aprendi uma lição importante, e não foi que a letra "M" não tem rabicho, porque até hoje meu "M" tem uma esticadinha aqui e uma curva super charmosa ali, mas que a inovação e a crítica andam sempre juntas. Se você não quer ser criticado, não mude nada. Mas se como eu adora uma mudança, passe a encarar as críticas de uma forma diferente. Ah... E não se esqueça de manter bem escondida a sua borracha!

Quando estiver pronto para as críticas, estará também pronto para mudar!

E vamos em frente, pois a mudança nos espera.

MUDANÇA

Parado aqui quase não há riscos, mas também não há nenhuma diversão, aventura, aprendizado nem paixão!

Você Estável:

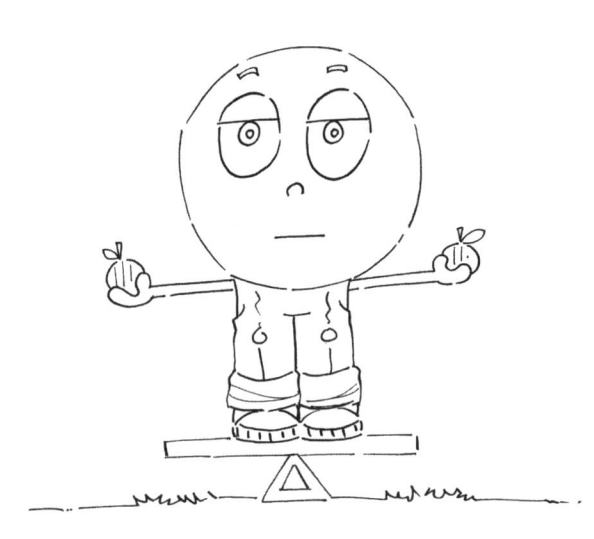

É Você quando: Não quer mudar.

Clichê: Em time que está ganhando não se mexe.

Se a vida tivesse trilha sonora tocaria: Enquanto você se esforça pra ser um sujeito normal e fazer tudo igual. (Maluco Beleza – Raul Seixas)

Para pensar nessa hora: Somente os extremamente sábios e os extremamente estúpidos é que não mudam. (Confúcio)

Você Mutante:

É Você quando: Está com o "bicho carpinteiro".

Clichê: Pedra que não rola, cria limo.

Se a vida tivesse trilha sonora tocaria: Já morei em tanta casa que nem me lembro mais... (Pais e Filhos – Legião Urbana)

Para pensar nessa hora: Mude, mas comece devagar porque a direção é mais importante que a velocidade. (Edson Marques)

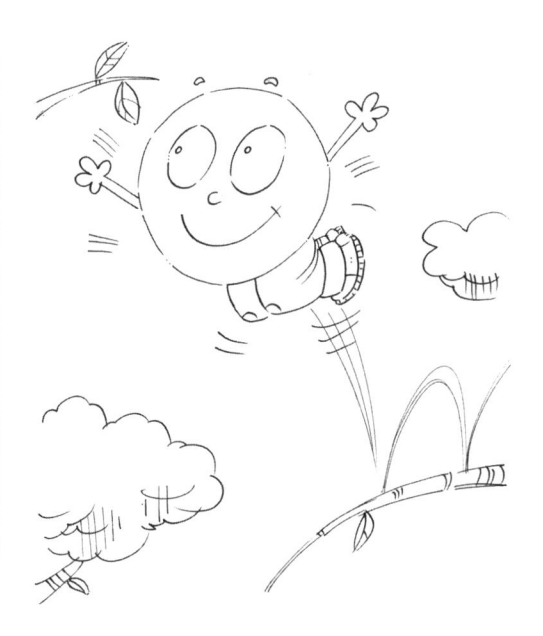

O primeiro passo...

O que você vai ler agora foi a primeira história de todas que escrevi e que acabaram se transformando nesse livro. Eu estava na época, em 2005, fazendo um curso de Programação Neurolinguística em uma aula que estávamos aprendendo a trabalhar um problema a partir das metáforas. Eu já conheci várias árvores como esta que vou apresentar, às vezes me olho no espelho e vejo uma, inclusive.

A árvore que chorava

Contava-se ali na floresta, geração após geração na família do Senhor Esquilo, a história da árvore que chorava.

Naqueles dias, o Senhor Esquilo ainda não passava de um filhotinho recém-saído da toca:

— Árvore chora?

— Eu choro, esquilinho – respondeu a árvore. —Choro, porque desde que eu me desprendi da árvore mãe, quando eu era uma simples sementinha, sempre quis o melhor para mim. Sustentei-me o máximo que pude na brisa do meu primeiro outono buscando uma terra mais quente e úmida. Deixei-me pousar aqui, o solo não é o mais fértil, mas foi o melhor que pude encontrar. Sempre fui a mais frondosa e agora meus galhos estendem-se tão alto que pareço capaz de tocar o céu.

— Não entendo nada disso, só conheço os galhos mais baixos da árvore onde tem o buraco em que eu nasci, lá onde a mamãe esconde as castanhas.

— Ser feliz para mim já não é ser a mais frondosa, para que sirvo? Só para dar sombra aos animais da floresta nos dias quentes de verão e abrigo da neve no inverno?

— Ser feliz para mim ainda não sei, sou muito pequeno, no momento não devo servir para nada.

— Para mim falta algo – completou a árvore, Por isso, mesmo sem soluços, eu choro.

— Eu não choro porque para mim não falta nada.

— Ai, esquilinho, para mim falta caminhar, poder correr pela floresta.

Mesmo recém-saído da toca o Esquilo sabia que árvore não caminhava, mas também sabia que árvore não fala e naquele dia não só conversava com uma, mas ela chorava, sem soluços, é claro.

— Caminhar por aí, em vez de ficar plantada no chão?

— Como seria conhecer outras árvores que estão plantadas num chão mais distante daqui? Como seria a vista de cima da montanha? E da beira do rio? A imaginação faz isso com a gente, nos deixa insatisfeitos com o agora, nos faz querer mais.

Então, a árvore que queria caminhar e falava, agora dizia que imaginava coisas e chorou, mais uma vez. O Senhor Esquilo, talvez por ainda ser um filhotinho, não se espantou, afinal, para uma árvore que queria tanta coisa, ter uma imaginação fértil não deveria ser um problema.

— Olha, árvore. Eu gostaria de ajudar, mas acho que o seu problema não tem uma solução. A mamãe que vive aqui há muito mais tempo é mais sabida do que eu.

No dia seguinte o esquilinho aproximou-se da árvore na companhia de um esquilo pouco maior que ele.

— Quem é? – perguntou a árvore.

— Essa é a minha mamãe.

— Essa é a árvore que fala? – perguntou a mamãe. — Pois se fala, ou sou surda ou fala apenas na imaginação dos esquilos filhotes.

— Fala sim, mamãe. E me contou que quer ser uma árvore que caminha por aí.

— Uma árvore que quer andar pelo mundo não é uma coisa com que os esquilos devam se meter. Se árvores começarem a andar por aí, como vamos localizar as castanhas?

— Árvore, fala com a mamãe.

A árvore, mais alta e mais frondosa que todas as outras ao seu redor permaneceu quieta, como as outras, farfalhando a folhagem na brisa da manhã.

— Bom, filhote, está frio. Vamos para a toca. Se a árvore desejar realmente andar por aí, tem sempre um mago na floresta. Os magos, diferente dos esquilos, falam com os rios, com as pedras e por que não, com as plantas?

Naquele momento a árvore gritou.

Gritou.

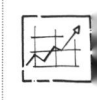

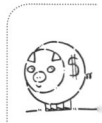

O esquilinho, com o rabinho arrebitado, se afastava com a sua mãe.

A árvore gritou.

Nem olharam para trás.

Não naquela manhã, mas lá pelo fim da primavera, a árvore observou um homem velho que descia a encosta da montanha e dirigia-se à estradinha que levava ao rio. Se aquele homem passasse ali por perto, a árvore falaria com ele. Homens velhos não são o que chamam de magos na floresta?

Dito e feito.

Pouco depois o velho passava por ali. No ombro, carregava um fardo de galhos.

— Espere aí, homem velho! Quero falar com você!

O velho deu mais uns passos à frente, colocou o fardo no chão e se deitou na sombra de uma daquelas outras árvores baixinhas de folhas já amarelando.

— Ei homem velho, estou falando com você!

O velho levantou a cabeça, olhou em volta e recolheu o fardo do chão.

Já seguia seu caminho quando a árvore, em desespero, começou a chorar.

O velho virou-se para trás.

— Sim, velho da floresta, sou eu que choro.

O velho olhou em volta outra vez.

E outra vez.

— Homem velho, quero falar com você.

Agora, o velho passou o fardo para o outro ombro e veio até a árvore.

— Quem está aí? Por que está chorando?

— Sou eu, a árvore, preciso da sua ajuda para que eu possa finalmente me livrar dessas raízes que me prendem ao chão, quero caminhar por aí.

— É um pedido estranho – disse o velho. — Falo com árvores o tempo todo, elas querem ter mais frutos, mais flores, ramos mais frondosos... Nenhuma, até hoje, tinha me pedido algo assim. Devo-lhe dizer que você é a primeira que parece ousar sonhar. Mas como tudo na vida, só tem um jeito disso acontecer.

— Então me diga, velho homem. Farei qualquer coisa!

O velho homem colocou novamente o fardo no chão, sentou-se em cima daqueles galhos secos e, como quem tem todo o tempo do mundo, começou a falar.

— Raízes, não sei se você sabe, são movidas por desejos, não por músculos como os animais, é o desejo de ser forte, equilibrada e estável que faz com que as raízes de uma árvore se finquem cada vez mais fundo no chão. Já o desejo de mudança, de querer andar por aí, é o que fará com que suas raízes não se afundem na terra, e sim vá envolvendo a si mesma e forme algo que poderemos chamar de pés. O mais difícil, portanto, é ter coragem de tirar a terra de cima e dar o primeiro passo.

Após um curto silêncio, o velho se levantou, tornou a pegar o fardo de galhos, virou-se para o tronco da árvore e soprou na direção do solo. Toda a terra que envolvia o grosso tronco daquela árvore desapareceu deixando à mostra grandes e cascudas raízes. Raízes andarilhas que, há muito tempo, poderiam ter estado ali.

A árvore experimentou dar um passo. Se equilibrou e então deu mais um passo. Outro passo a fez descobrir que árvore também podia chorar de alegria.

Quando se inclinou, agora que podia, para agradecer àquele homem velho e cheio de sabedoria, não o viu mais ali.

A árvore avançou então com seus largos e desengonçados passos até a árvore do seu amigo esquilo, que já estava maiorzinho e se ocupava de transferir as castanhas do buraco do tronco para dentro da sua toca.

— Olha, árvore anda! – disse o Esquilo. As castanhas que levava rolaram para o chão.

— Agora eu ando e vim me despedir de você, vou caminhar por aí como sempre desejei.

— A mamãe também se despediu de mim. Disse que agora era hora de eu me virar sozinho. Dormiu e não quer acordar mais. Para me virar sozinho, preciso encontrar mais castanhas. Também queria encontrar mais esquilos. Não gosto de me virar sozinho.

— Vamos! – disse a árvore. — Suba no meu galho e vamos até a beira do rio, dizem que lá estão as melhores castanheiras da floresta.

O Esquilo saltou da sua toca para os galhos da árvore.

— Árvore, você está feliz agora?

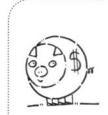

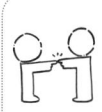

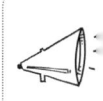

— Sabe esquilinho, finalmente pude realizar meu sonho de andar e agora sinto que posso encontrar o meu lugar, tenho muito que caminhar pela floresta para descobrir a minha verdadeira felicidade, mas ainda falta-me algo!

— Olha! – o esquilo interrompeu, pulou dos galhos e correu em direção a eles. — Esquilos! Muitos esquilos!

— Esquilinho, adeus.

O esquilo não respondeu.

— Esqulinho!

Ele prosseguiu com o rabinho arrebatado como se não a ouvisse mais.

A árvore, então, arrastou-se para mais perto do riacho e observava na campina em volta os esquilos brincando. A água corria com um barulho que, ouvido de perto dava-lhe medo, mas o barulho do vento em seus galhos, em contrapartida, a acalmava. Não o bastante para que pudesse controlar o choro que se avizinhava.

Um pardal, que de tão novinho mal parecia poder voar, esvoaçou e pousou sem jeito em um de seus galhos mais fininhos, arrumando a plumagem com o bico:

— Árvore chora? – perguntou ele.

A árvore sentiu as folhas farfalharem.

— Eu choro, pardalzinho, mas hoje eu não choro por ser obrigada a ficar plantada no chão e nem por querer arrastar-me pela floresta, isto já fiz, vim de lá até a beira deste riacho.

— Chora por que então, Dona Árvore?

— Eu choro por que agora, o que eu quero mesmo é voar!

Mudar não é algo simples. Muitos de nós preferem viver com as raízes bem plantadas no chão. Imaginar essa árvore me faz suspirar. Porque funciona assim, primeiro aspiramos, depois suspiramos. E o nosso próximo assunto é praticamente um "estado de espírito" de quem aspira.

CRIATIVIDADE

Ins "pire", ex "pire".

Você Realista:

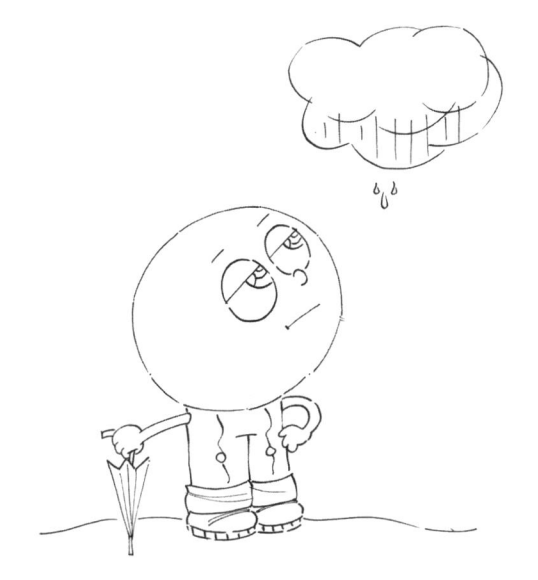

É Você quando: Mantém os pés bem firmes no chão.

Clichê: Mas que ideia de jerico!

Se a vida tivesse trilha sonora tocaria: Certeza é o chão de um imóvel... (A letra A – Nando Reis)

Para pensar nessa hora: Tornar o simples complicado é fácil. Tornar o complicado simples, isto é criatividade. (Charles Mingus)

Você Sonhador:

É Você quando: Está criativo.

Clichê: Louco é quem tem ideia fixa.

Se a vida tivesse trilha sonora tocaria: É uma ideia que existe na cabeça e não tem a menor pretensão de acontecer... (Apenas mais uma de amor – Lulu Santos)

Para pensar nessa hora: A criatividade é o poder de conectar o aparentemente desconectado. (Willian Plomer)

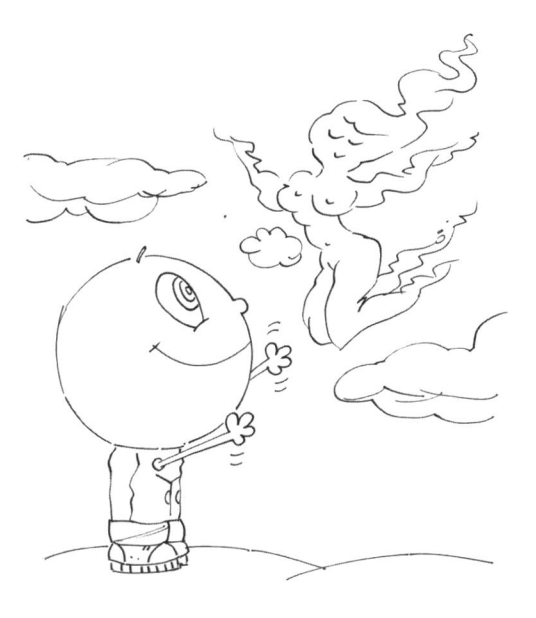

Quem é criativo põe o dedo aqui!

Sempre fui apaixonada por ideias. Quando era criança eu acreditava que teria, em algum momento da minha vida, uma ideia genial, no estilo da ideia que o Silvio Santos teve com o Baú da Felicidade. Essa ideia me faria rica e famosa! Pronto! Um momento de inspiração e eu teria paz e tranquilidade para sempre. Passei boa parte da minha infância desenhando ideias no papel e mostrando para os meus pais na expectativa de encontrar a tal ideia que mudaria minha vida para sempre.

Quando eu tinha 6 ou 7 anos, "projetei" um *playground* que além de gira-gira, balanço, tanque de areia, tinha também porquinhos. Sim, porquinhos! Aquele bicho tão simpático, cor de rosa e com nariz de tomada. Enquanto eu desenhava, ficava imaginando o sucesso que faria com as crianças no prédio em que morávamos.

— Ah, vamos fazer sim! – disse meu pai, olhando interessado o meu "projeto".

Depois de algumas ideias que mostrei a ele, percebi que essa era a resposta padrão que meu pai desenvolveu, especialmente para motivar o meu lado sonhadora. Eu mostrava um papel a ele, com a ideia absurda que fosse, como o dia que apresentei um *pet shop* especializado em vender tatu-bola com serviço *delivery*.

— Ah, vamos fazer sim!

Depois foi a vez de uma banda de rock só com meninas de 9 ou 10 anos.

— Ah, vamos fazer sim!

— Olha pai, docinhos de aniversário feitos com papel higiênico rosa e pasta de dente para vender!

— Hum, até que é bom, estranho, mas bom. Vamos fazer sim!

Já minha mãe me ensinou a ser mais realista. Quando me via chegando com outra folha nas mãos, já resmungava baixinho:

— Ai ai! Lá vem ela!

E logo após olhar meu "projeto", levantava as duas sobrancelhas, balançava a cabeça de um lado para o outro e com um sorriso daqueles que não mostra os dentes, dizia sempre a mesma frase:

— Ah, ah! Mas que ideia de jerico!

Eu que ainda nem sabia o que significava jerico, sempre achei que ter uma ideia de jerico era algo sensacional.

— Mãe, olha só, criei um gibi explicando como os bebês são feitos, vou vender lá no térreo!

— Ah, ah! Mas que ideia de jerico!

— Mãe, vou ensinar as coreografias do Menudo para as vizinhas e cobrar 15 cruzeiros!

— Ah, ah! Mas que ideia de jerico!

É verdade que ideias nem sempre são brilhantes, nem sempre o transformam no comunicador mais famoso da TV. Algumas ideias são mesmo de jerico, que depois descobri que significa mula. Mas ideias por mais ridículas que pareçam são importantes, pois são elas que fazem com que outras ideias se aproximem. Ideias chamam novas ideias!

Ideias são bichinhos assustados, que não vêm quando você chama. Qualquer movimento brusco da sua mente no momento em que uma ideia se aproxima faz com que ela desapareça, sem deixar rastros. Mas quando uma ideia encontra um ambiente criativo, cheio de outras ideias, elas perdem o medo de se aproximar, pois ganham permissão para existirem. As ideias descobrem que podem viver ali apenas se no seu cérebro não tiver um juiz querendo espantá-las o tempo todo.

O juiz é aquele cara ranzinza e careta que, quando você se arruma para sair e coloca uma roupa nova, ele diz aí dentro da sua cabeça:

— O que? Você vai mesmo sair com essa roupa?

Ou então:

— Quantos anos você pensa que tem?

É comum o juiz aparecer em uma segunda-feira de manhã, quando você sai do banho e passa enrolado na toalha na frente do espelho, e uma voz grita dentro de você:

— Você está gordo!

E é ele mesmo que aparece, sem ser convidado, bem no meio de uma reunião naquela hora em que você acabou de ter uma ideia brilhante e decidiu surpreender a todos, quando só você ouve:

— Você vai mesmo contar essa ideia? Tem certeza?

Ou quando você se lembra de uma piada e antes de contá-la ele sussurra:

— A piada é ótima, mas você sabe que conta piada mal pra caramba! Né?

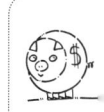

É nessa hora que você geralmente disfarça e deixa a ideia, a piada ou a história que ia contar para lá. Juntamente com a ideia da roupa nova, de aprender a tocar um instrumento, de começar a cozinhar, dançar, escrever um livro ou empreender em um novo negócio.

O juiz espanta suas ideias para fora da sua cabeça. Mandá-lo calar a boca significa perder o medo do ridículo, perder o medo de errar e deixar as novas ideias habitarem sua mente. Para demitir o juiz é preciso descobrir pelo que você é apaixonado, qual a sua ambição. Isso vai dar às suas ideias coragem e direção. E a você um bocado de diversão.

Porque uma ideia quando não te arrepia, não te deixa com vontade de comemorar, de contar para todo mundo e, até mesmo de rir, é porque não merece ser levada a diante. Sempre que tenho uma ideia conto para alguém e vejo a reação da pessoa. Se me disserem algo como:

— Ah, boa ideia! – eu jogo a ideia fora na hora.

Mas se a pessoa me disser com os olhos arregalados, algo como:

— Nossa! Você é louca! – aí eu terei certeza que minha ideia merece ser levada adiante.

Ideias não foram feitas para serem normais, comuns, senão, o processo de criá-las não seria chamado de Ins"PIRAÇÃO"!

Depois de contar do dia em que aprendi a letra "M", acabei me lembrando que as coisas mais importantes que aprendi na vida não foram ensinadas na escola.

Vou contar agora quais foram.

APRENDIZADO

Já aprendi que é impossível ser infeliz e comer chocolate ao mesmo tempo!

Você Especialista:

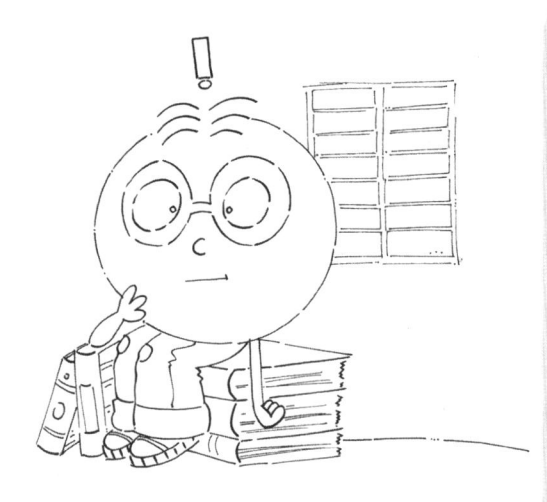

É Você quando: Acha que sabe tudo.

Clichê: Burro velho não aprende truque novo.

Se a vida tivesse trilha sonora tocaria: A sua inteligência ficou cega, de tanta informação... (Não olhe pra trás – Capital Inicial)

Para pensar nessa hora: O especialista é um homem que sabe cada vez mais sobre cada vez menos, e por fim acaba sabendo tudo sobre nada. (George Bernard Shaw)

Você Principiante:

É Você quando: Está aprendendo.

Clichê: Quanto mais se vive, mais se aprende.

Se a vida tivesse trilha sonora tocaria: Você disse que não sabe se não, mas também não tem certeza que sim... (Se... – Djavan)

Para pensar nessa hora: Reconhecer o que se sabe e o que não se sabe, é característico daquele que sabe. (Confúcio)

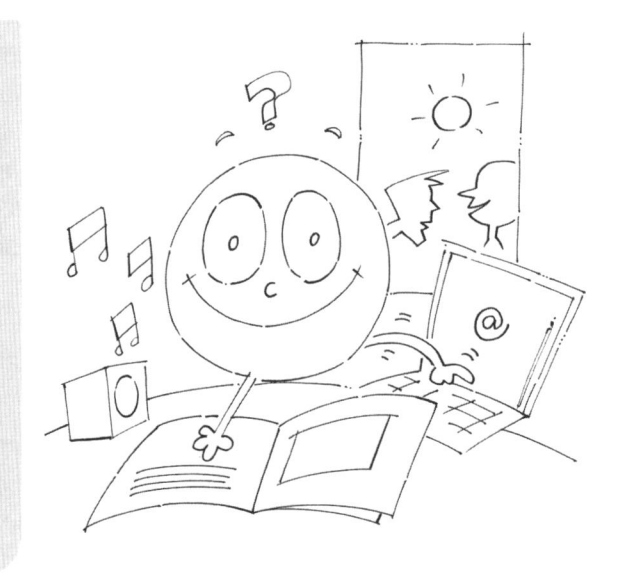

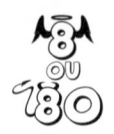

Coisas que aprendi fora da escola:

Aprendi a perder quando eu estava com 17 anos, aquela idade ansiosa em que se espera os 18 como se fôssemos nos tornar adultos, sábios, experientes e maduros ao assoprar das velas do bolo instantaneamente.

Naquela época eu tinha um herói. João Barão era "o cara". Além de ser meu pai, meu melhor amigo e confidente, quando estava no palco era ainda meu ídolo. Isso tudo além de me dar aulas de direção todas as noites na praça Charles Miller, em frente ao estádio do Pacaembu em São Paulo. Às vezes ainda me deixava dirigir 100 quilômetros, de São Paulo até Itu, enquanto roncava no banco do acompanhante. Ah, além de tudo, era também meu cúmplice, pois quando chegávamos na chácara e minha mãe vinha gritando:

— Não acredito que você deixou a menina dirigir!

Ele respondia com a cara mais lavada do mundo:

— Que nada, ela pegou o carro só para treinar aqui na estrada de terra! – e encerrava definitivamente o assunto.

A história que eu vou lhe contar aconteceu em um dia comum, na época em que eu fazia cursinho pré-vestibular. Nesse dia, eu havia saído de casa atrasada e quando cheguei à esquina vi o ônibus deixando o ponto. Minhas opções eram: correr ou perder as duas primeiras aulas, já que era "dobradinha" de Biologia. Voltei. Encontrei meu pai sentado no vaso do banheiro com o jornal aberto e um copo, daqueles de requeijão, cheio de café preto em cima da pia. Cenas de cumplicidade podem parecer estranhas a princípio, mas era assim que nós dois mais gostávamos de conversar. Ele sentado no vaso e eu sentada no chão do banheiro. Éramos capazes de ficar assim por horas. E falar e falar... Nesse dia, entre um copo de café e outro e muitos conselhos nada ortodoxos sobre a vida, ele me ensinou até mesmo a cantar uma inesquecível canção Italiana, com uma letra repleta de poesia, que nos mostra como o mundo seria iluminado, caso os chifrudos tivessem lampiões pendurados nos chifres. Você pode até experimentá-la agora, é só cantar no ritmo da "Escravos de Jó": "Se tutti cornuto avesse un lampione, mamma mia, ma che illuminazione!".

Fui então para o cursinho, ele foi tocar com a banda em um evento em Americana, interior de São Paulo. Eu voltei próximo à hora do almoço. Ele voltaria à noite, mas uma ligação de um dos músicos da banda disse que não. Ele havia tido um enfarte enquanto tomava um picolé de limão, sentado em um banquinho ao lado do palco durante o intervalo da festa em que estava trabalhando com a Banda Reveillon.

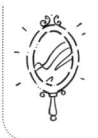

Aprendi, com aquele telefonema, que pessoas voltam das viagens, mas que a morte é uma viagem sem volta e muitas vezes, também sem despedida. Que certas dores não passam, certas saudades não cessam e certos conselhos ficam para sempre. Que as pessoas não morrem enquanto pudermos manter suas histórias bem vivas dentro da gente, que junto com alguém que você ama, morre também uma parte tão importante e imprescindível de você, tornando-se um grande desafio aprender a viver sem essa parte e conviver com o vazio que passará a fazer parte de você.

Depois aprendi a ganhar, aos 24 anos, com os braços amarrados, as pernas formigando e um medo danado de morrer, em meio ao cheiro de éter, lençóis verdes, médicos e enfermeiras andando de um lado ao outro no centro cirúrgico quando ouvi um chorinho. Chorinho esse que eu já havia imaginado mais de mil vezes, como o miado de um gatinho, mas que na realidade era muito mais potente, com um volume dez vezes maior do que na minha imaginação. Ouvi direitinho quando o médico disse:

—Seja bem-vindo, Gabriel! Alguém corta a unha desse bebê? Gente, ele nasceu de unhas grandes! Xi... o Gabriel está fazendo xixi!

Logo descobri que para cada ganho significativo na vida existem também algumas perdas. Nesse caso, foram no mínimo mil noites sem dormir! Aprendi conforme o Gabriel foi crescendo, que a infância é a chance que temos de sermos estagiários da própria vida, de aprender brincando, de rir à vontade, sem pensar que isso em breve vai acabar. A infância é o único momento da vida que poderemos dormir quando der sono, comer quando der fome, chorar e gritar quando der vontade e enquanto fazemos tudo isso, ainda aproveitamos para enlouquecer nossos pais.

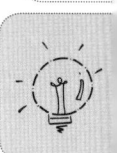

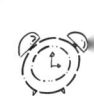

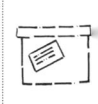

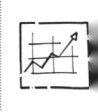

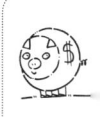

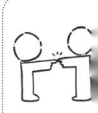

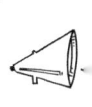

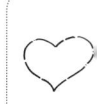

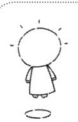

Aprendi, sobretudo, a jamais sair de casa após uma briga sem antes fazer as pazes, depois de dar uma dura na minha avó, que morava comigo na época em que eu fazia faculdade, e ela andava fumando escondido mesmo com proibições médicas. Para apagar qualquer vestígio em casa, a danadinha fumava na janela da área de serviço com mais da metade do corpo pendurado para fora da janela do décimo terceiro andar e arremessava a bituca do cigarro no jardim do prédio. Isso quando acertava a mira. Acontece que nas vezes em que ela não acertava, a bituca ainda acesa e toda a cinza do cigarro iam parar diretamente dentro de um dos apartamentos abaixo de nós. O porteiro me deu uma dura. Eu dei uma dura na minha avó. A vida veio e me retribuiu a dura. Saí de casa e deixei a Dona Branca pensando na arte que tinha feito, conversaríamos depois. Acontece que o assunto não foi retomado. Um AVC não permitiu. Só a vi depois, na UTI, e dessa vez fiquei lá, falando sozinha sem saber se fui ouvida.

Enfim, aprendi que amores vêm como uma sessão de cinema no domingo à tarde, com pipoca amanteigada e Coca-cola gelada, quando você olha nos olhos de alguém e simplesmente tem certeza que aquela é a pessoa certa. Mesmo que você ainda não faça a menor ideia do que "ser a pessoa certa" signifique. Aprendi que amores vão como um incêndio sem direito a bombeiros. Aprendi que o que sobra de um amor, são apenas fragmentos de fotografias queimadas em parte. Normalmente a parte mais importante.

Com os amores antigos, também aprendi que "eu te amo" não tem, necessariamente, um "para sempre" embutido ali. Que o amor diminui na mesma proporção que as mágoas crescem e que o verdadeiro perdão esquece até mesmo mágoas.

Aprendi que ainda não aprendi nada sobre o verdadeiro perdão.

Aprendi, depois de muitas tentativas, que a verdadeira mudança é impossível de se levar em um caminhão. Que se algo me incomoda não devo levar comigo e que se algo me faz feliz não devo abrir mão.

Finalmente aprendi que aprender novas coisas é apenas um jeito de descobrir quanta coisa falta.

E agora, logo na próxima página, vou lhe contar a tragédia que foi quando aprendi, aos 19 anos, a usar um computador. Isso hoje nem existe mais, as crianças já nascem sabendo usar computadores. Acredito que logo nascerão sem cordão umbilical, pois também serão "*wireless*".

Mas se você tem trinta e poucos (só para não dizer trinta e tantos!) como eu, aposto que foi para a escola de informática aprender DOS, Windows 3.1, Word e Excel; e que ainda por cima, chegou a usar disquete.

TECNOLOGIA

Fico "superprodutiva" no avião.
A impossibilidade de me conectar à internet acaba me conectando a mim mesma!

Você Ultrapassado:

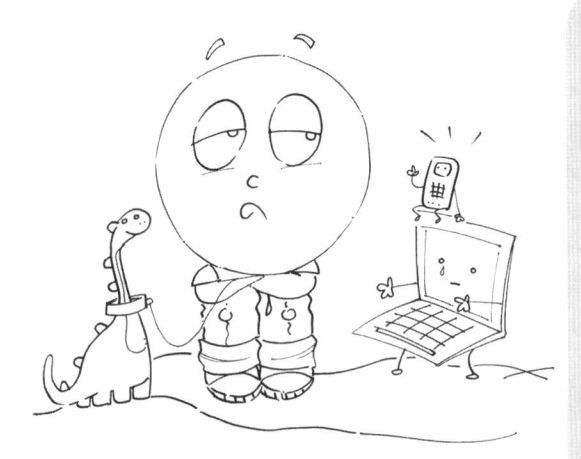

É Você quando: Não quer saber de tecnologia.

Clichê: Eu gostaria de criar homepages, mas não sei o que elas comem.

Se a vida tivesse trilha sonora tocaria: Eu compro aparelhos que eu não sei usar... (Coisas que eu sei – Danni Carlos)

Para pensar nessa hora: Cansei de ser moderno. Quero ser eterno. (Pablo Picasso)

Você On line:

É Você quando: Não sai da internet.

Clichê: Solteiro sim, sozinho às vezes, on line sempre.

Se a vida tivesse trilha sonora tocaria: Criar meu web site, fazer minha home page, com quantos gigabytes se faz uma jangada, um barco que veleja... (Pela internet – Gilberto Gil)

Para pensar nessa hora: Quantos gigabytes tem a minha alma? (Arnaldo Jabor)

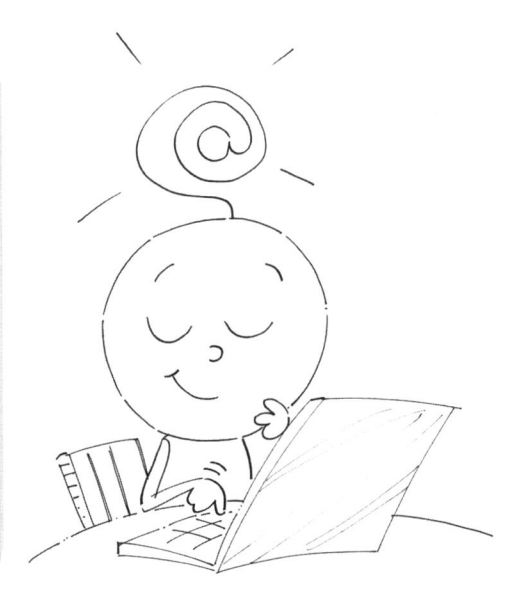

Somos seres "plug" and "play"?

De tudo que já aprendi até hoje sobre a tecnologia, ainda mantenho minha opinião que as teclas "Ctrl+S" são as mais importantes de um computador. Passei a ter essa certeza depois de ter passado uma noite inteira digitando um trabalho no computador para a faculdade. O trabalho deveria ser entregue no dia seguinte. Para mim, naquela época, computador era uma espécie de máquina de escrever mais moderna, você digitava tudo antes e imprimia depois. Essa era a única diferença pelo que eu imaginava até então entre um computador pessoal 386 e a máquina de escrever que eu costumava usar no escritório em que trabalhava.

Já eram umas seis da manhã quando terminei o trabalho e resolvi, antes de finalmente imprimir, me espreguiçar. Enquanto me espreguiçava, meu joelho direito bateu, sem querer, no cabo do computador que fez "pioin", apagou o monitor e desligou, sem dó nem piedade das cento e poucas páginas que estavam ali e sem eu ter dado nenhuma "salvadinha". Nesse dia dei de cara com a modernidade. E ela parecia, a princípio, bem dura.

Eu faço parte da geração que presenciou e ainda lembra como aconteceu toda essa transformação. Passei horas e horas debruçada em cima da enciclopédia Barsa fazendo meus trabalhos escolares em papel almaço e hoje vejo o Gabriel resolvendo tudo com um "Ctrl+C" e um "Ctrl+V" depois de alguns segundos de pesquisas no Google. Tínhamos *Walkman*, pergunte ao seu filho se ele, por acaso, sabe o que é um *Walkman*. Aposto que não! Fomos do Videocassete ao *Blu-ray* e agora experimentamos a locação de filmes diretamente pelo controle remoto da TV. Muitos de nós nascemos e crescemos em um tempo em que curso de datilografia era um diferencial competitivo. Presenciamos o lançamento do Fax, uma revolução. Nossa! Como assim? O papel entra aqui e sai lá do outro lado? Incrível! Mas hoje ninguém mais tem Fax, é obsoleto. Se a mocinha do cartório nos pede para enviar um documento por Fax:

— Fax? Isso é coisa do passado! Ninguém mais tem Fax, minha filha! – fazemos questão de dizer, rindo e nos achando supermodernos!

Ficamos na fila para adquirir nosso primeiro celular: um Motorola PT 550 que tudo que podia fazer por nós eram ligações. Nada, se o compararmos a um moderno *smartphone* que tira e envia fotos, entra na internet, filma, toca música, passa vídeos e ainda por cima faz ligações.

Vivemos hoje, conectados.

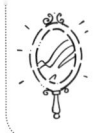

E é a qualidade dessas conexões que nos mostram se aprendemos a usar tudo isso ao nosso favor ou se viramos meros zumbis perdidos no meio de tanta tecnologia e de tanta informação. São apenas duas décadas que separam um mundo do outro. Pouquíssimo tempo, pensando na história da humanidade, para uma mudança tão grande. Se você ainda se lembra do gostinho que era aguardar ansioso pela revelação de um filme para ver as fotografias que estavam ali, sabe que eu estou falando também de algumas perdas. Quem já paquerou trocando olhares e piscadinhas na praça, como eu fazia na minha adolescência em Itu, interior de São Paulo, naquela praça onde ainda está o semáforo e o orelhão gigantes, hoje troca "pontos e vírgulas" e um parêntese pra lá ou prá cá, dependendo do seu humor, nas redes sociais.

Exercitamo-nos em uma esteira eletrônica onde corremos sem sair do lugar, temos mais lixo no e-mail que no cestinho da cozinha e, em vez de sair para comer uma pizza, ligamos e a pizza vem até a nossa casa, pronta para ser degustada. Mesmo com uma rede social enorme, temos poucos amigos para convidar para um aniversário "presencial". Sentimo-nos solitários no meio da multidão e deixamos de olhar nos olhos e cumprimentar as pessoas no elevador. Uma nova espécie de extroversão tecnológica nos impulsiona a postar na rede, para quem quiser ver, aquilo que não falaríamos nem para nossa amiga mais íntima durante um "jogo da verdade".

Marido e mulher, na cama, conversam pelo Twitter, nenhum problema quanto a isso, desde que não falte compreensão no que é dito. Chefe e funcionário fazem reunião pelo MSN, tudo bem, desde que se tenha objetivos em comum. Mãe e filho se falam pelo Facebook, ótimo, desde que no álbum de fotos estejam juntos. Foi dar uma olhadinha no álbum dos seus filhos no Facebook?

Viver hoje é incrível, só não vale confundir conexão virtual com conexão real.

"Cutucar" com abraçar.

"Compartilhar" com conviver.

E "curtir" com ser feliz de verdade.

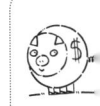

Confesso que falando dessas coisas com você, eu me sinto como uma velha que diz:

— No meu tempo as coisas não eram assim...

Mas esse ainda é o meu tempo. Esse é o seu tempo e o tempo de todos nós, que temos a sorte de vivermos hoje. Sim, sorte! Afinal, quem consegue imaginar a vida hoje, sem internet e telefone celular? Mas junto com o tempo que passa, as coisas mudam e nós também mudamos com elas. Claro que nós não podíamos deixar de falar dele e nem mesmo dos nossos personagens interiores, que tem tudo a ver com ele!

Com vocês, agora, o mestre: o Tempo!

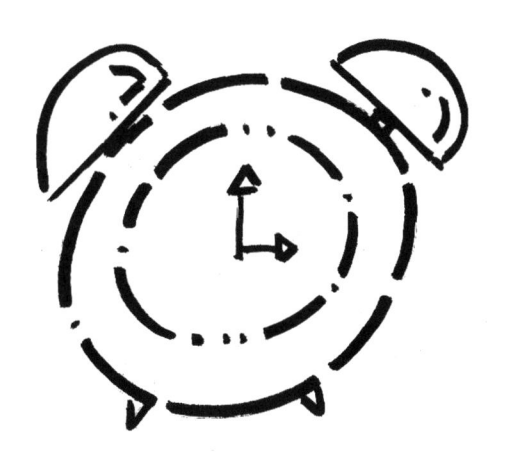

Você e o tempo!

Vida "al dente"...

Minha família costumava sair para almoçar de Domingo. Minha mãe dizia: "Domingo é folga da companhia!" e se quiséssemos comer, tinha que ser em restaurante. Em um dos lugares que costumávamos ir, o "Hélio's" no Pacaembu, tinha um dos meus pratos preferidos: espaguete com frutos do mar. Toda vez que eu ia nesse restaurante, pedia o mesmo prato, sem exceção. A razão era bem simples: Além do espaguete caseiro, cozido no ponto certo, com um maravilhoso molho de tomates frescos com frutos do mar muito bem temperado, vinha em cima do prato, muito bem montado, um camarão. Mas não era um camarão qualquer, era um camarão enorme, suculento, daqueles que você precisa cortar em três ou quatro partes para comer. Na primeira vez que pedi o prato, fiz o seguinte, tirei o camarão, coloquei do lado para deixá-lo para o final, ele ficaria ali me esperando enquanto eu comia todo o macarrão e então, encerraria meu almoço com chave de ouro, com aquele camarão sensacional.

Acontece que, quando eu estava enfiando a última garfada de macarrão na boca já pensando que na próxima seria finalmente a vez do camarão, meu pai, com a agilidade de um esgrimista, garfou meu camarão, enfiou inteiro na boca e disse com a boca cheia:

—Hum... não agreguito... nham... que bocê gueixou 'usto exe camagão de lago. Gue pena... Extá guelixioso!

Nessa hora descobri que existe um melhor momento para começar uma dieta, o melhor momento para ligar para alguém que você está com saudade, a melhor hora para dizer eu te amo e o melhor momento para continuar lendo esse livro. Você sabe qual é?

AGORA

Faça, experimente, ligue, declare-se, busque, aprenda, entregue-se, ame. Ah... e coma seu "camarão"! Agora mesmo ou nunca mais!

Você quer durar:

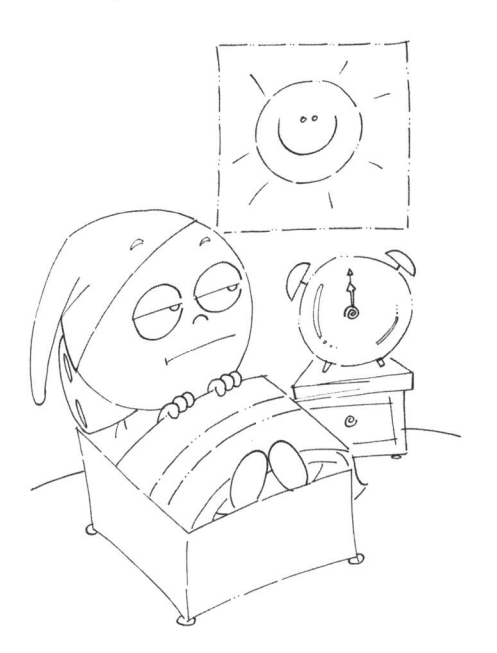

É Você quando: Se economiza.

Clichê: Sou de casamento, mas agora é cedo.

Se a vida tivesse trilha sonora tocaria: Eu quero mesmo é viver pra esperar, esperar... (Eu te devoro – Djavan)

Para pensar nessa hora: A felicidade existe sim, mas nós não a alcançamos. Porque está sempre apenas onde a pomos. E nunca a pomos onde nós estamos. (Vicente de Carvalho)

Você quer viver:

É Você quando: Vive intensamente.

Clichê: Antes sonhava, hoje nem durmo.

Se a vida tivesse trilha sonora tocaria: É preciso amar as pessoas como se não houvesse amanhã. Porque se você parar pra pensar, na verdade, não há.(Legião Urbana – Pais e Filhos)

Para pensar nessa hora: Viver é a coisa mais rara do mundo. A maioria das pessoas apenas existe. (Oscar Wilde)

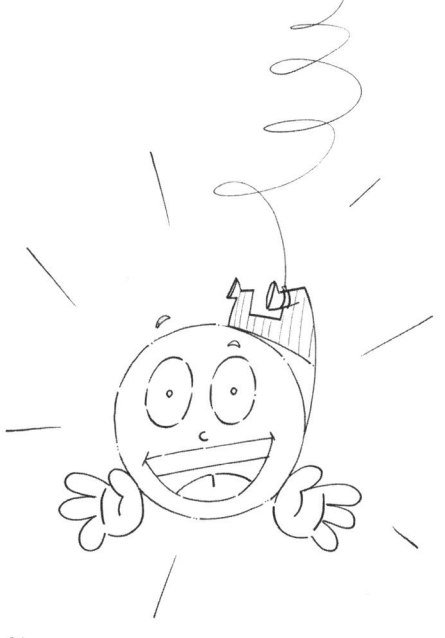

Desde o dia em que fiquei sem meu camarão, sempre que deixo algo para fazer depois, me pergunto:

Economizar-se para quê?

Era feriado da Páscoa, 2 anos atrás. Meu filho Gabriel na época estava com quase onze anos. Nós havíamos viajado para uma pousada de uns amigos em Ibiraquera, Santa Catarina. A minha história começa ao meio dia e meia, aquele horário em que a maioria já havia saído da praia, mas nós ainda estávamos esperando um pouco para o almoço.

Na pousada havia uma piscina com cerca de 10 metros de comprimento por uns 4 de largura. Eu estava em uma cadeira, na sombra, iniciando a leitura de um livro e podia ver, dali, a seguinte cena na piscina. No canto esquerdo, um senhor, a quem eu não conhecia, com a água na altura do peito, tomando uma caipirinha. Na frente dele, três meninas brincavam com aqueles espaguetes coloridos. O restante da piscina estava todo livre.

De repente, ouço um grito contínuo, no melhor estilo Tarzan, e vejo meu filho correndo no gramado da pousada em direção à piscina. Quando ele chega na borda, dá um pulo, junta os joelhos no ar e "bomba"! A água da piscina balançou, as meninas riram, o senhor ergueu a caipirinha para que não respingasse água dentro. O Gabriel saiu da piscina para, obviamente, pular de novo. Dessa vez ele correu mais rápido, pulou mais alto e deu uma "bomba" ainda mais forte. A água balançou mais do que a primeira vez.

— Nossa! Como ele pula alto! – uma das meninas exclamou.

O senhor com a caipirinha resmungou alguma coisa que não entendi e pelo que eu pude ver, chegou a ficar vermelho com a possibilidade de passar a beber caipirinha com água clorada a partir daquele momento, mas o Gabriel, depois de perceber que estava chamando a atenção das meninas, saiu da piscina, pelo que parecia, ainda mais autoconfiante. O homem, nitidamente irritado, interrompeu-o assim que ele deu o primeiro passo fora da piscina.

— Hei rapaz! Qual o seu nome? – perguntou o senhor da caipirinha, com cara de poucos amigos.

— Gabriel – ele já tinha até parado de correr.

— Hum, me diz uma coisa, Gabriel. Você gosta de se molhar?

— Eu gosto! – respondeu meu filho, com cara de quem falava a coisa mais óbvia do mundo.

— Mas eu não! – retorquiu o velho como quem quer não só colocar um ponto final na conversa, mas principalmente nos pulos que o Gabriel estava dando na piscina.

Mas o Gabriel, inconformado, arrematou:

— Ué! – disse elevando as mãozinhas acima da cabeça, no seu gesto costumeiro de mostrar indignação. — Então sai da piscina! – concluiu, dando ao homem a aula mais rápida e mais eficaz de inteligência emocional que eu já presenciei até hoje e saiu correndo para dar seu próximo pulo.

Não consegui não me perguntar: Onde aquele homem estava? Na piscina. E o que ele não queria? Se molhar. Que sentido há nisso? Não há.

E uma história puxa outra.

A lição que o Gabriel ensinou àquele homem me faz lembrar de uma amiga, que não via há bastante tempo, quando a encontrei em um Buffet infantil, no aniversário de uma amiguinha em comum do meu filho e da filha dela.

Ela se aproximou de mim e disse:

— Nossa, não aguento tanta criança junta assim, quanto barulho elas fazem! E pior, aqui só tocam músicas que eu odeio. Além do mais todas as comidas aqui, engordam.

É... ela não estava mentindo, mas estávamos onde? Hein? Num Buffet infantil.

Como podemos querer ter em um aniversário de criança (Num Buffet infantil!!!), poucas crianças, nenhum barulho, música clássica e salada? Festa de criança é aquele lugar único em que você pode roubar um brigadeiro antes mesmo do parabéns. Piscina é provavelmente o único lugar onde você ainda consegue plantar uma bananeira. Evitar molhar o cabelo para não desmanchar a "chapinha" é coisa de quem ficou adulto demais – e isso não tem nada a ver com ser maduro, tem a ver com estar envelhecendo antes da hora e, muito provavelmente, transformando-se em uma pessoa chata e ranzinza.

Já parou para pensar que não faz sentido nenhum ter uma ideia e não contar para ninguém, passar o domingo esperando o dia acabar só para reclamar da segunda-feira que está chegando, comprar uma roupa nova e não usar, ir a uma festa e não dançar, evitar se apaixonar por medo de sofrer, deixar de tomar uma atitude por medo de errar, ou adiar um plano por medo das coisas não saírem como você imaginou?

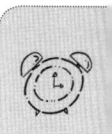

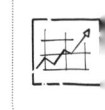

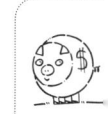

Quantas vezes o seu coração pediu para fazer uma coisa e você fez o contrário com medo do que poderiam pensar?

O coração é justamente o relógio que marca, não o tempo das horas, mas o tempo da vida.

Sabe a expressão "cheio de vida"?

Então, quando nos sentimos assim, cheios de vida, podemos esbanjar vida por aí. Comendo mais brigadeiros, mergulhando nas piscinas que a vida nos oferece, dando opiniões, falando a verdade, abraçando as pessoas de quem gostamos, sorrindo para as pessoas na rua. Isso só nos faz bem.

Comer mais brigadeiros significa aproveitar cada chance que a vida nos dá. Se a felicidade não vem como você está esperando, aproveite-a assim mesmo, crie uma nova forma de ser feliz, de preferência, ainda hoje. Faça seu próprio brigadeiro e coma ainda quente, direto da panela.

Não espere aquela promoção, não espere emagrecer, não espere uma determinada ligação ou resultado. Não se economize.

Acorde mais cedo e durma um pouco mais tarde.

Viaje, se gaste, canse, descanse apenas o suficiente para poder se cansar novamente.

Divirta-se e se for rir, ria até chorar.

Economize dinheiro.

Economize papel.

Economize gasolina.

Mas não economize sorrisos e abraços.

Não economize palavras.

Economize o seu sofá.

Não economize seus sapatos, muito menos seu cérebro.

Vida não é uma matéria que se aprende na faculdade de economia.

Mas como toda escola, a vida também faz chamada. Então deixe suas saudades aí no passado e volte já para o presente. Largue seus planos, um pouquinho, lá no futuro, que é o lugar deles, e volte para o presente. Porque "presença" também é um critério importante de avaliação na escola da vida:

PRESENÇA
Quando eu olho para trás é que eu consigo ver a frente com mais nitidez!

Você Nostálgico:

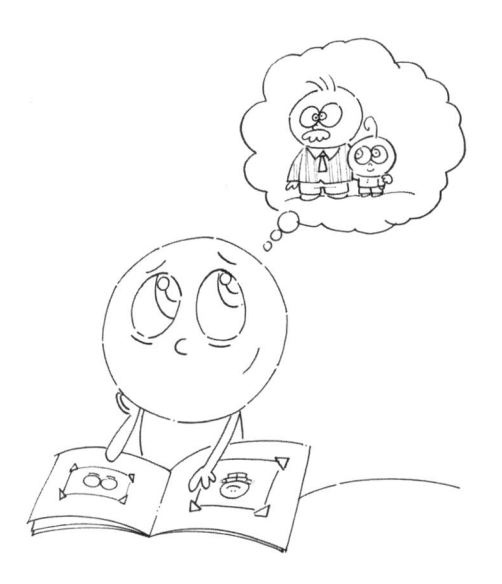

É Você quando: Sente saudade do passado.

Clichê: Ah... no meu tempo...

Se a vida tivesse trilha sonora tocaria: Ah, se um dia eu pudesse ver, meu passado inteiro e fizesse parar de chover nos primeiros erros, ah... (Primeiros Erros – Capital Inicial)

Para pensar nessa hora: Haja hoje para tanto ontem. (Paulo Leminski)

Você Ansioso:

É Você quando: Quer antecipar o futuro.

Clichê: Hoje é o amanhã que tanto nos preocupava ontem.

Se a vida tivesse trilha sonora tocaria: Espero que o tempo passe, espero que a semana acabe... (N – Nando Reis)

Para pensar nessa hora: Ansiedade é quando sempre faltam muitos minutos para o que quer que seja. (Mário Quintana)

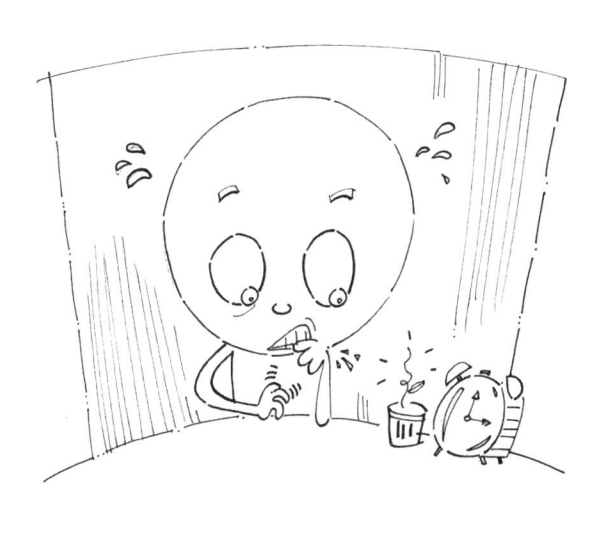

Já era...

Outro dia, arrumando uma caixa de fotos e matando um pouco as saudades, encontrei esse texto. Quase o deixei fora do livro, com medo de ser de outra pessoa, pois não me lembro de tê-lo escrito, apesar da letra no papel ser a minha.

Mesmo não lembrando quem o escreveu, lembro-me bem por que ele foi parar ali, justamente na minha caixa de fotos. Fotografias são como colas que nos ligam a momentos do nosso passado e nos provam que nossa história é real. Aquela caixa era minha passagem secreta ao meu passado, podia voltar à minha infância ou adolescência no momento em que eu quisesse. Mas acontece que era preciso ir e voltar. Não podia, como fiz algumas vezes, deixar de seguir em frente por pura saudade de um passado que não existe mais, não da forma como mostravam as fotos. Nem todas as pessoas estavam por aqui ainda, e quem estava já não era exatamente a mesma pessoa da foto. Nem mesmo eu. Esse texto me fez lembrar que o passado ainda é presente, pois sou hoje uma construção feita a partir de todos aqueles pedacinhos, guardados naquela caixa, em formato de fotografias. Além de tantos outros pedaços que não estavam ali, mas faziam também parte de mim.

Vida é na verdade tudo o que liga uma foto à próxima foto do álbum. Mas são as fotografias que o ajudam a não esquecer de nenhuma parte da sua história, pois sua história é você.

Pois bem, se original ou copiado, aí vai ele:

Somos hoje matemática.

A soma de todas as experiências que tivemos até aqui. Cada filme que vimos, cada música que ouvimos, cada relacionamento que tivemos, cada sanduíche que comemos.

Divididos entre vida pessoal e vida profissional, entre ser pai ou amigo, mãe ou filha, entre cuidar de mim mesmo ou do outro. Entre comer e emagrecer, acordar cedo e malhar ou dormir mais um pouco e deixar a academia pra lá.

Multiplicamos respostas para depois descobrirmos que as perguntas também se multiplicaram.

Somos o que ainda temos para viver, subtraídos dos anos que já vivemos, bem ou não.

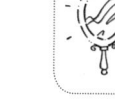

Nem sempre somos hoje o resultado da conta que fazíamos no passado. Somos roteiro turístico.

Os lugares a que fomos, os dias de sol, de chuva ou de frio. Somos as pessoas que encontramos pelo caminho e levamos de alguma forma, com a gente.

Somos as idas e as voltas, as paradas em cada semáforo da vida, as ladeiras acima e as ladeiras abaixo, muitas vezes sem freio de mão.

Somos principalmente cada decisão de ir, decisão esta, simples ou não.

Somos artistas de TV. Somos controle remoto e a decisão de mudar ou de permanecer.

Somos pura interpretação: dos fatos, das pessoas, das situações, da vida.

Quando rimos até chorar somos comédia. Quando choramos até dormir, somos drama. Quando sentimos medo, somos suspense. Quando nos apaixonamos somos romance, comédia ou terror. Ou tudo isso junto.

Somos as lembranças e os desejos. Aqueles sonhos que alcançamos e aqueles que deixamos de sonhar. Somos fotos antigas e viagens em busca de fotos novas. Somos o que somos hoje enquanto desejamos ser alguém melhor no futuro.

Somos saudade e ansiedade, pressa de ir misturada com vontade de voltar. Um "era feliz e não sabia" que busca encontrar o que perdeu, só que "lá na frente". Somos incongruências e inconstâncias.

Calma e pressa. Desejos, impulsos e vontade de controlá-los.

Seja lá o que formos, só podemos SER no presente.

No passado, já ERA.

No futuro, AINDA NÃO É!

Precisamos seguir em frente apesar da saudade e ter calma apesar da ansiedade. O Hoje está passando enquanto ficamos com um pé no ontem, com saudade do que já não é mais, e outro no amanhã, esperando pelo que pode vir a ser. Com o dia de hoje também passa a chance de mudarmos aquilo que queremos. Vá em frente mesmo com saudades. E não deixe para ser feliz quando se formar, quando encontrar o amor da sua vida, quando for promovido. Amanhã pode ser o dia em que você vai descobrir que já é tarde demais.

E o presente passa tão rápido. Piscamos e o amanhã já é hoje. Cochilamos e o hoje já será ontem. Já passou outro dia. E mais outro.

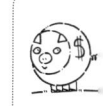

PRESSÃO

Algumas vezes, a melhor opção que temos é realizar um planejamento improvisado, em outras, um improviso planejado.

Você Planejado:

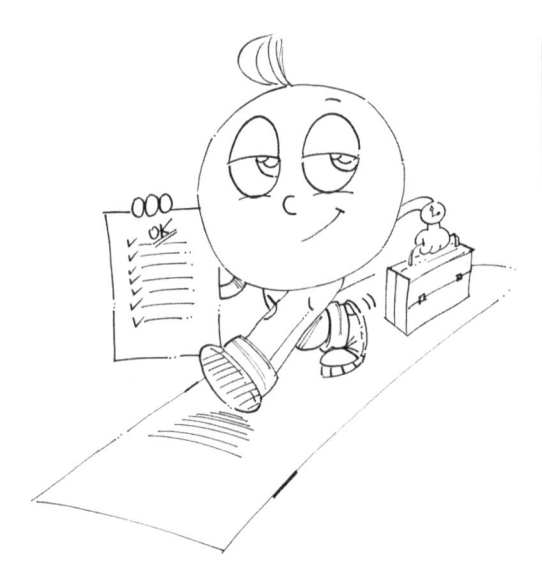

É Você quando: Tem tudo sob controle.

Clichê: Um homem prevenido vale por dois.

Se a vida tivesse trilha sonora tocaria: Penso no que faço, no que fiz e no que eu vou fazer... (Quando o sol se for – Detonautas)

Para pensar nessa hora: Para conseguir grandes coisas é necessário não apenas planejar, mas também acreditar, não apenas agir, mas também sonhar. (Anatole France)

Você de Improviso:

É Você quando: Não planeja.

Clichê: Seja o que Deus quiser.

Se a vida tivesse trilha sonora tocaria: Desculpe, estou um pouco atrasado, mas espero que ainda dê tempo... (Por onde andei – Nando Reis)

Para pensar nessa hora: Na história da humanidade (e dos animais também) aqueles que aprenderam a colaborar e a improvisar foram os que prevaleceram. (Charles Darwin)

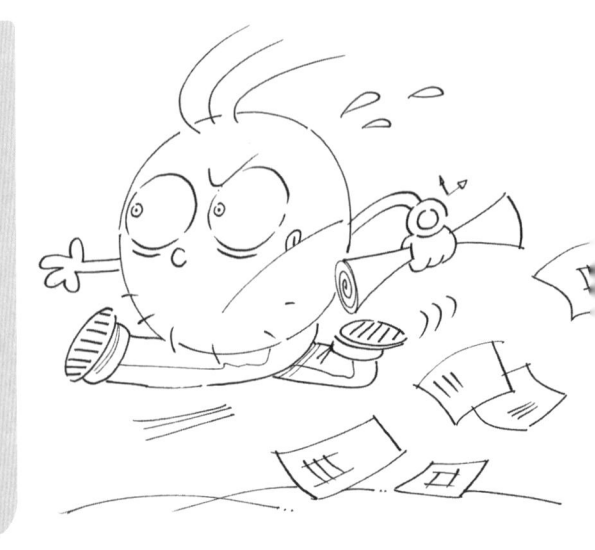

Já montei mais de 14 mil peças e você?

Minha mãe montava quebra-cabeças de mil e quinhentas peças, depois passou para os de duas mil peças, até que montou um com 5 mil. Eram dias separando as peças dos cantos. Depois, separava as peças por cores. As azuis de um lado, as marrons do outro, as brancas eram muitas e ela as deixava na caixa até que precisasse usá-las. Então montava pecinha por pecinha.

Quando, após várias semanas ou até meses, ela finalmente terminava, ficava alguns momentos parada, admirando sua obra, reconhecendo o esforço, paciência e resultado. Então fotografava, desmontava tudo e guardava na caixa novamente.

Demorei a entender por que ela fazia isso, assim como não entendia quando era criança, por que os alpinistas escalam montanhas se iriam descer depois. Até que, um belo dia, saquei! A graça do quebra-cabeça está no montar e não no concluir. A realização do alpinista é a subida, cada passo dado. Chegar é importante, só para confirmar a conquista. Não é preciso ficar em cima da montanha para isso, a conquista está realizada. E se pararmos para pensar na vida, só existe o caminhar, não existe o chegar. Ou melhor, até existe, mas não queremos que ele aconteça.

Vivemos para construir, não para concluir.

E nós nascemos, justamente, com essa missão: Montar um quebra-cabeça.

O grande desafio da vida é que não sabemos a quantidade de peças que esse quebra-cabeça tem, o que torna complicado organizá-las. Nós vamos descobrindo aos poucos, peça a peça, o que iremos montar. O tempo que temos para montá-lo também é desconhecido, o que torna praticamente impossível definir um cronograma para essa montagem.

Algumas pessoas têm tempo apenas para uma simples pecinha. Outras montam mais de 35 mil peças ao longo da vida. Enquanto montamos, decidimos uma parte da imagem que vai se formando, a outra parte é sempre surpresa. Uns correm por aí pegando todas as peças que virem pela frente, outros escolhem cada peça com muita calma, com um *check list* nas mãos, buscam aquelas que melhor se encaixam, na tentativa de montar o quebra-cabeça perfeito.

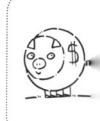

Às vezes percebemos que em nosso quebra-cabeça algumas peças foram montadas erradas. Então é preciso parar, respirar fundo, desmontar uma parte e montar novamente. Se conseguirmos fazer isso sem sentir culpa nem arrependimento, melhor. Se não, teremos que fazê-lo da mesma forma.

Quebra-cabeças de brinquedo são muito mais fáceis de construir, pois podemos planejar e começar pelas peças dos cantos. Colocar as peças que formam as bordas nos ajuda a delimitar o tamanho e a forma do que estamos montando.

O quebra-cabeça da vida tem uma diferença importante: Não existem cantos. Também não existem as peças laterais. Nenhuma peça possui o tão procurado "lado reto". Existem apenas encaixes. Um quebra-cabeça sem moldura, sem bordas, que vamos montando sem saber quase nada sobre como ficará no fim.

Passar a vida procurando as peças do canto nos faz deixar de enxergar as peças centrais que encontramos pelo caminho. E acabamos ficando sem saber o desenho que se formaria no centro, em busca da peça que sempre vai ficar faltando.

Um aprendizado, uma peça.

Uma descoberta, outra peça.

Uma história que ouvimos, mais uma peça.

Uma pessoa que conhecemos é uma peça.

Uma decisão, várias peças se encaixam.

E eu não escrevo para ensinar, mas para ir, pouco a pouco, montando meu próprio quebra-cabeça. Então, vire a página e você vai ver a próxima peça se encaixando...

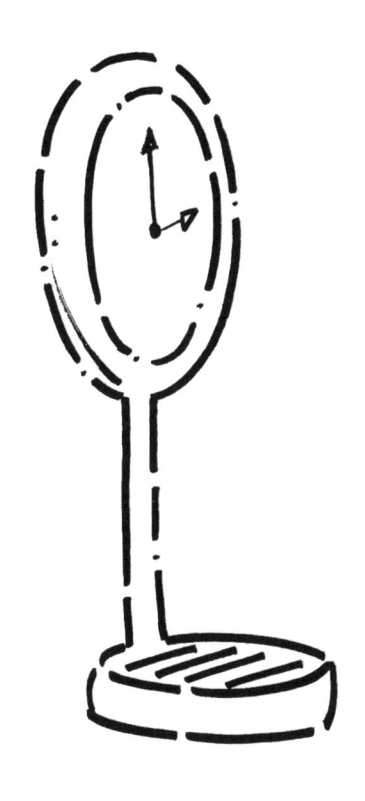

Você e seu corpo!

Corpo a corpo...

Nosso corpo é o que nos dá forma, nos dá estilo. O corpo, como se diz, é a casa da mente. Apesar de que, para alguns, não é uma casa, é um trailer, móvel e dinâmico. Para outros é um apartamento numa metrópole, compacto com cada coisa em seu lugar. Seu corpo também pode ser um moderno e "descolado" loft. Para alguns é uma casa no campo com um belo jardim, pomar e até mesmo um lago com peixes.

Também podemos ampliar ou realizar pequenas reformas, mas como uma casa, nosso corpo também envelhece e depois de algum tempo começa, permita-me dizer, a dar problemas de encanamento, de eletricidade e até mesmo em suas fundações.

Se o corpo é a casa do "eu", a alma do gordo vive numa mansão?

BALANÇA

Jamais comece uma dieta numa segunda-feira. As estatísticas nos mostram que, a maioria das dietas que fracassaram começou em uma segunda!

Você Magro:

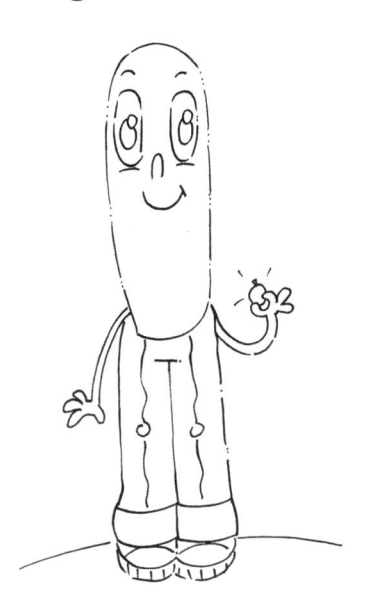

É Você quando: Come para viver.
Clichê: O peixe morre pela boca.
Se a vida tivesse trilha sonora tocaria: Me habituei ao pão light, à vida sem gás. O meu café tomo sem açúcar. E até ficar sem comer... (Vida Diet – Pato Fu)
Para pensar nessa hora: Coma, beba e ame devagar, muito devagar, assim sua vida irá durar mais. (Robert Svoboda)

Você Gordo:

É Você quando: Vive para comer.
Clichê: Comer e coçar é só começar.
Se a vida tivesse trilha sonora tocaria: Eu só quero chocolate, só quero chocolate... (Chocolate – Tim Maia)
Para pensar nessa hora: A igreja diz: O corpo é uma culpa. A ciência diz: O corpo é uma máquina. A publicidade diz: O corpo é um negócio. E o corpo diz: Eu sou uma festa. (Eduardo Galeano)

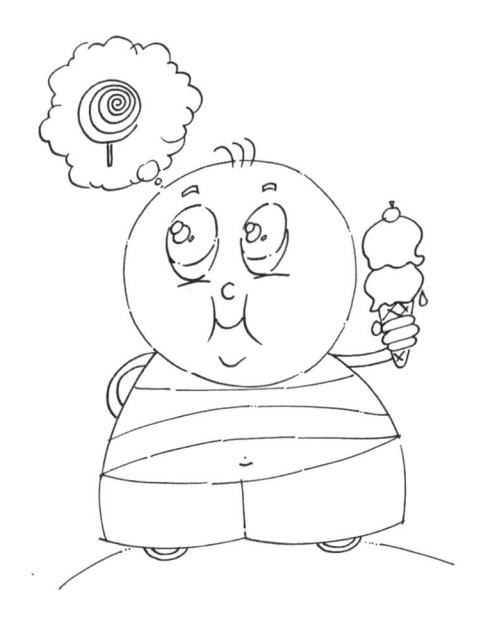

Gorda, baleia, saco de areia...

Os gordos que me perdoem, mas eu mesma desde os 8 anos de idade, tenho problemas com o meu peso. Na verdade eu não tinha problema nenhum, os outros que tinham problemas em me ver gorduchinha.

Minha mãe adorava dizer por aí:

— Minha filha come apenas uma vez ao dia. Começa a comer na hora que acorda e só para na hora de dormir!

Já meu pai, que também era gordo, defendia:

— Deixa ela. Ela não é gorda, só está em fase de crescimento! – como se os seres humanos, para crescer, primeiro atingissem o peso da fase adulta para só depois crescer em altura. — Matricula a menina num balezinho! – sugeria ele a minha mãe que para a minha tristeza, me matriculava mesmo.

Você, por um acaso, se lembra dos biscoitos dos "Monstrinhos Creck" que já vinham mordidos? Então, eu só comia desses. Pelo menos como já vinha faltando uma mordida eu engordaria menos. E melhor, não engordaria sozinha, afinal o "Monstrinho Creck" estaria engordando junto comigo. Eu levava um saco sabor chocolate, o meu preferido, para o balé, inclusive.

Desde que me conheço por gente eu odeio pera e amo chocolate. Aposto que é uma questão genética, porque eu juro que já nasci assim. Lembro-me da minha pediatra, Dra. Dorina, botando-me de castigo. Minha mãe dizia que aquilo não era castigo, que se chamava dieta, mas eu não entendia a diferença. Até hoje ainda não entendo muito bem, para ser sincera.

Só tem uma coisa que me incomodava muito em ser gorda. Nunca, nem uma única vez, fui a noiva em uma festa junina da escola. Isso traumatiza. Não digo não ter sido a noiva, isso eu já superei, mas sempre ter sido homem na quadrilha. Como estudava em um colégio de freiras só para meninas, as meninas "maiores" viravam homens nessa hora. Chapéus com detalhes coloridos, fitas e trancinhas não eram para mim. Eu ficava com a parte da camisa xadrez, bigode, cavanhaque e dente preto.

Por falar em dente, lembro-me que eu adorava ir ao dentista, mas só porque o prédio em que ficava o consultório era do lado do Joaquim's onde tinha a melhor panqueca de chocolate do mundo. Hummm... tinha? Será que ainda tem? Enquanto pessoas compram ansiolíticos para se acalmar eu compro Nutella. E o pior é que não me sinto nenhum pouco culpada. Na verdade me sinto culpada por não sentir culpa. A gordinha que mora aqui dentro de mim é daquelas safadas, que quando leva uma caixa de chocolates para alguém de presente e a pessoa, por educação oferece, ela aceita. Sabe?

Na infância, tive uma melhor amiga, a Rita. Era bem mais velha que eu, uns 15 anos de diferença, e eu vivia na casa dela. Ela tocava violão para cantarmos juntas "Lá vem o pato", colecionávamos as figurinhas do "Amar é" e ela fazia o melhor brigadeiro do universo. Uma vez ela fez uma panela de brigadeiro para o aniversário de uma amiga, deixou a panela esfriando na cozinha e saiu para fazer o cabelo, depois voltaria para enrolar os docinhos.

— Se eu comer só uma colherzinha, ela nem vai perceber – pensei.

Mas desde quando gordo come só uma colherzinha?

Comi uma, duas, três... quinze boas colheradas de brigadeiro. Não teve brigadeiro para a Rita levar para a festa, é verdade. E essa foi a única vez que ela brigou comigo.

Meu marido é o típico gordo assumido. Feliz, assume que seu prato preferido é pastel. Só não sei desde quando pastel é um prato. Ele começa a dieta todo dia que decide usar um sapato com cadarço, mas no dia seguinte já trocou a dieta por outra decisão, a de usar sapato que não precise amarrar. Brinco com ele que se uma noite dessas ele cair da cama, cai para os dois lados.

Quando em alguma palestra digo que ele é gordo, alguém no final sempre me pergunta:

— Seu marido não se ofende de você dizer, na frente das pessoas, que ele é gordo?

— Não. Ele já sabe que é gordo! – respondo, brincando.

Meu filho não é gordo, mas faz bem o gênero gordinho safado também. Há alguns meses estava com dor nos joelhos. Levei-o na ortopedista que nem examinou o menino direito, nem pediu raio x, nada:

— Hum... tá "godinho" hein, Gabriel! Olha só que "godinho"! – disse a doutora, fazendo graça e apertando, sem nenhum pudor, o pneuzinho que o Gabriel esconde embaixo da camiseta.

No carro o Gabriel "P" da vida, declarou sua indignação:

— Que ótimo! Cheguei no médico só com dor no joelho! Agora estou pior. Além de continuar com dor no joelho, também estou me sentindo ofendido!

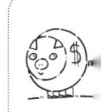

E como eu já comecei mais de 100 dietas, a maioria em uma segunda-feira, é verdade, e já emagreci, somando tudo, mais de 100 quilos, eu me sinto especialista o suficiente neste assunto para falar dele com propriedade:

O Magro é normal. Ser magro é natural.

E o gordo?

Para o médico, o gordo é uma pessoa doente, obesa, com maiores riscos de sofrer doenças como hipertensão, diabetes, problemas cardíacos, ortopédicos e muitos outros. Para a nutricionista e para o educador físico, a gorda é alguém que ingere mais calorias do que gasta. Para o psicólogo é alguém que "somatiza".

Penso que gordo é aquele que não se satisfaz com pouco. Gorda é aquela pessoa apaixonada que acaba colocando na comida a responsabilidade por todo prazer que deseja sentir. Uma pessoa gorda é geralmente boa de cama, voluptuosa e quente. A gorda é intensa, em tudo que faz, inclusive para comer. Não se contenta com apenas um pedacinho, por isso é gorda. O gordo é aquele que não sabe falar não o tanto que deveria, nem para a família, nem para os amigos, nem para os colegas de trabalho e muito menos para si mesmo.

O gordo é aquele que come. Come quando está feliz, come quando está triste, come quando está ansioso, quando está tranquilo, quando está com medo, quando está com fome e até mesmo quando não está!

Gordo é aquele que come escondido. Muitas vezes até de si mesmo.

Gorda é aquela moça de andar desconjuntado e olhar envergonhado, que sempre se serve de pouca comida no Buffet quando está na presença de outras pessoas.

A gorda usa grandes calcinhas beges, mas sonha em usar uma calcinha bem pequenininha. Além de: salto alto, vestidos, blusinhas da moda, compradas em lojas para pessoas "normais". A gorda acredita que por ser mais gorda que a maioria das pessoas tem que compensar sendo "mais" em outras coisas também. Mais legal, mais esforçada, mais engraçada, mais dedicada, mais boazinha.

Gordo é aquele que ouve: Você tem um rosto tão bonito! E não consegue não ouvir a outra metade da frase, que nunca é dita: mas o seu corpo...

O gordo ou a gorda para a mãe é um fracasso.

Para os vizinhos, uma piada.

Para o sexo oposto, um amigo ou uma amiga, provavelmente o mais engraçado e talvez até um cupido.

Para o passageiro ao lado no avião ou no ônibus, um pesadelo.

Para aqueles que são um pouco menos gordos, um alívio.

Para quem indica algo, é um ponto de referência.

Para a moda, a exceção.

Para a moda *plus size*, uma oportunidade.

Para muitos magros, um preguiçoso, indisciplinado e descuidado.

Para si mesmo, uma grande incógnita. Literalmente grande.

Recuperar o controle do próprio corpo também é um problema. Igualmente grande.

A questão aqui não é estar nos padrões de beleza que as revistas de moda impõe, mas descobrir a própria fórmula para se sentir bem e cuidar de si mesmo. Como definiu muito bem Leo Jaime: "Saúde é um outro nome para beleza!"

O que aconteceu com o "come tudo para ficar forte"? E com a ideia de que comer creme de abacate deixa o cabelo mais sedoso e brilhante? Comer bastante proteína evita a queda de cabelos e mantém sua pele jovem, não é? E quando somos amados então? Ficamos com a pele muito mais bonita do que se passarmos o creme mais caro. Sem falar do poder que um orgasmo tem, aquela fórmula instantânea de bom humor e rejuvenescimento. Não podemos esquecer o sorriso. Ah, os dentistas vão adorar isso, mas a verdade é que podemos ver muito da saúde de uma pessoa e de sua beleza em seu sorriso.

Hoje me pergunto:

— Será que saúde não é o único nome para beleza?

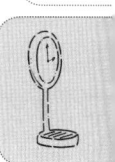

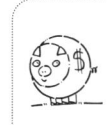

SAÚDE

Como você se sente quando se olha no espelho define o quão bonito você é!
O tanto que você se entrega a uma doença pode determinar o quão doente você está!

Você Doente:

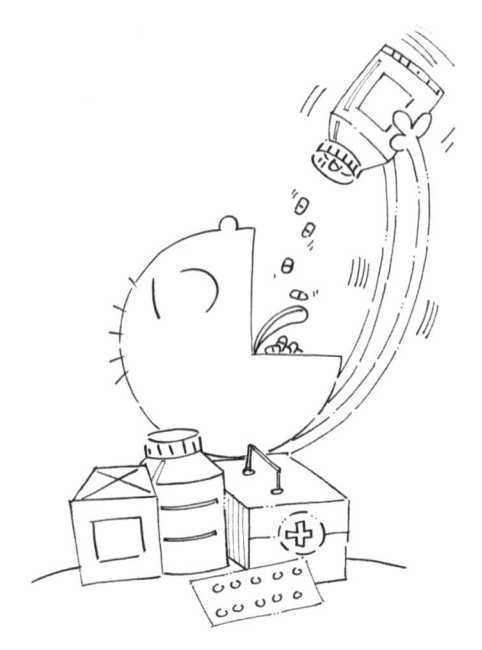

É Você quando: Se entrega à doença.

Clichê: É melhor prevenir que remediar.

Se a vida tivesse trilha sonora tocaria: Acho bem melhor do que ficar marcando touca, ir direto ao assunto, antes que eu vire presunto, preciso de um remédio que me cure rapidinho... (Dentro do coração – Rádio Táxi)

Para pensar nessa hora: É parte da cura o desejo de ser curado. (Séneca)

Você Imortal:

É Você quando: É negligente com a saúde.

Clichê: Quem procura acha.

Se a vida tivesse trilha sonora tocaria: Eu sei, tudo pode acontecer... (Eu sei – Papas da língua)

Para pensar nessa hora: Depois, um amigo me chamou para ajudá-lo a cuidar da dor dele, guardei a minha no bolso. E fui. Não por nobreza: cuidar dele faria com que eu me esquecesse de mim. E fez. (Caio Fernando Abreu)

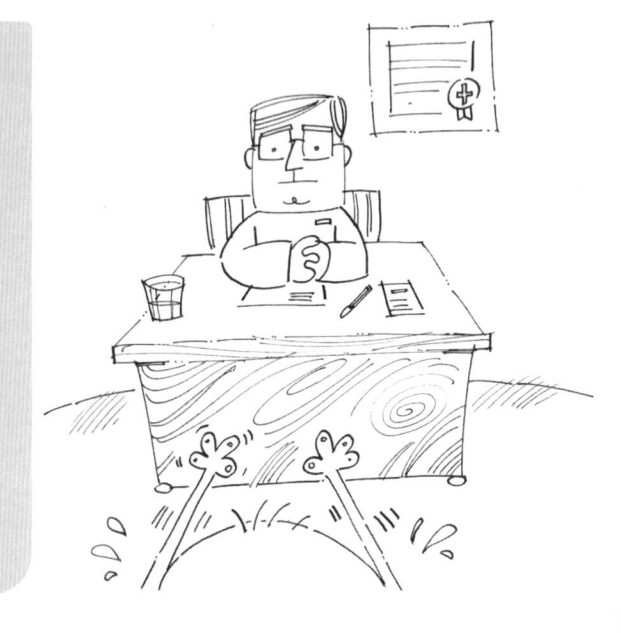

Tim tim... Saúde!

Meu pai era um homem que tinha a saúde muito frágil, vivia doente, com apenas 24 anos fez uma delicada cirurgia no coração. O médico disse que ele duraria uns dois anos. Durou dezoito. Morreu cedo, mas passou 16 anos do "prazo" que o médico lhe deu. Passamos a vida cuidando dele com medo que ele morresse. E ele, já que tinha todo esse cuidado da nossa parte, aproveitava para relaxar e curtir.

Lembro-me de quando, aos quarenta e poucos anos, meu pai fez uma cirurgia para a retirada da vesícula que estava com cálculos. Nos três dias em que ficou internado no hospital, em dieta líquida, tivemos alguns contratempos.

Uma amiga que veio de Minas, de ônibus, para visitá-lo foi com a minha mãe até a lanchonete do hospital tomar um café, quando voltaram, percebemos que ela procurava algo pelo quarto.

— O que você está procurando Valéria? – perguntou minha mãe.

— Ai, Bárbara. Deixei aqui em algum lugar um saquinho com duas coxinhas que comprei na rodoviária e não encontro!

Nessa hora, meu pai coberto com o lençol do hospital até o pescoço, olhava para o teto do quarto com cara de inocente, mas não pudemos deixar de notar que ele limpava, disfarçadamente, os dedos engordurados no lençol e lambia os beiços.

E a cada visita que entrava no quarto para vê-lo, a conversa era a mesma:

— Oi Barão! Como você está? – a visita perguntava. — Estou ótimo e olha só o que eu vou fazer assim que eu sair daqui! – ele retirava debaixo do travesseiro uma das revistas que minha mãe havia comprado para ele, previamente dobrada em uma página com a propaganda de um restaurante com a foto de um prato de "Camarão à baiana" de dar água na boca. Ele mostrava a foto para a visita, revirava os olhos e lambia os lábios:

— Saindo do hospital, vou direto daqui para a "Vivenda do Camarão"! – dizia otimista.

E foi.

Seu médico nunca soube desse pequeno detalhe.

Isso é que é saúde!

Não comer camarão à baiana convalescendo de uma cirurgia, isso não.

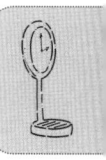

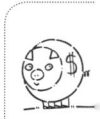

Isso é loucura! Estou falando de conseguir se sentir bem, feliz, de alto astral mesmo no hospital, quando alguma doença tenta derrubar a gente. Isso, por si só, já faz a gente melhorar.

Mas acontece que nem todo mundo é assim, minha avó, como você já sabe, adorava se fazer de vítima e muitas vezes exagerava, o que nos fez, diversas vezes, sair correndo para o Hospital.

Em uma dessas vezes, cheguei em casa:

— Estou péssima, venha ver! – me puxou pelo braço até o banheiro onde me mostrou que estava tão mal que tinha até urinado sangue. No vaso realmente tinha algo vermelho na água, o que para uma senhora com sessenta e poucos anos não era natural. — Acho que vou morrer, me leva para o hospital!

O incrível é que chegávamos ao hospital e automaticamente ela melhorava. Quanto mais bonitão e jovem fosse o médico que a atendia, mais imediato era o resultado.

Então voltamos para casa. Eu estava bem desconfiada dessa doença que aparecia e desaparecia como um passe de mágica e fui procurar o "truque"! No cestinho de lixo do banheiro descobri: um saquinho de "Ki--suco" de morango vazio. Olha só! A Scarlett O'Hara estava evoluindo nas produções e já contava até com efeitos especiais.

E nem é preciso uma superprodução para "curtir" uma doença, olha só:

As duas faces de uma gripe

O despertador tocou no mesmo horário de sempre, mas o marido nem se mexeu. Coberto até as orelhas, limitou-se a fungar, sem nem abrir os olhos. A mulher tomou banho, vestiu-se, passou batom, preparou as crianças para a escola e serviu o café. No quarto do casal, no criado mudo quase não havia espaço para o copo d'água que ela levou e foi colocado entre a vitamina C, as pastilhas para tosse, o analgésico, o termômetro, o antipirético e uma caixinha com um pó para chá que prometia acabar, de uma só vez, com todos os sintomas da gripe.

A mulher iria levar a bolsa de água quente, o cobertor, os remédios, o chá, a canja, uma limonada, as crianças para a escola, os DVDs, o controle da TV, uma salada e o molho de mostarda e mel. O marido ficaria em casa se arrastando da cama para a cozinha, da cozinha para o sofá, do sofá para a cozinha, da cozinha para a cama. Entre um cochilo e outro passaria o dia entregue à gripe, à maratona de Criminal Minds na AXN e chamaria a esposa, muitas vezes:

— Beu abôr, já está indo? Eu dão bou sair da cāba. Estou acabado. Que gribe é essa? Beu Deus! Dói tudo. Dói a cabeça, dói o peito, dói o côrbo inteiro. Liga lá bro beu chefe e diz bra ele que estou sem condição de trabalhar hoje.

Cochila, acorda, funga. Cochila, acorda, funga:

— Abor!!! Já boltou do trabalho? Be traz um rebédio! E também um chá, bem forte. Com cadela, gengibre e libão. Dão be abandone aqui dessa cāba! Breciso de bais um cobertor e também de uba bolsa de água quente. Estou até com calafrios!

Cochila, acorda, tosse:

— Beu abôr! Bem que você bodia fazer uba sopa bra bim. Binha mãe sempre disse que tobar uba canja é um santo rebédio. Quem sabe eu belhóro belo bedos um pouco.

Toma sopa, engasga, tosse, funga:

— Ai que delícia de soba. Só bocê bra cuidar tão bem de bim beu bem! O que seria de bim sem você? Se eu borrer, belo bedos dão será por falta de cuidado. Enquanto bocê bai na acadebia, eu bou tentar dorbir um pouquinho. Dorbir é o belhor que eu tenho bra fazer agora, que bom que abanhã é sábado!

Dorme, revira na cama, tosse, funga:

— Dóssa! Essa gribe que dão passa. Quantos dias besbo é o ciclo do bírus? 7 dias? Ai beu Deus! Acho que bou borrer. Bocê já está saindo?

Espirra, cochila, acorda, toma um comprimido e se muda para a sala de TV:

— Alô, beu abor? Já está bindo bra casa? Ah, bai pegar as crianças? Tá bom, da bolta, abroveita e dá uba baradinha lá da vídeo locadora e bega uns DBD's pra bim! Bode ser suspense ou cobédia!

— Alô, oi, sou eu de dovo! Esqueci de uba coisa, bassa do bercado, bor favor, e compra aquele bolho de bustarda e bél que eu adoro bra colocar da salada!

Come, vê o DVD, vai para a cama, funga:

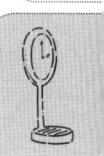

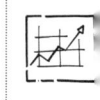

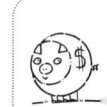

— Tobara que abanhã, fidalmente, dós dois estejabos livres dessa gribe que quase batou a gente! Dunca vi algo assim, os dois, ao mesmo tempo, com uma gribe forte dessas!

Há muitos anos, quando eu estava com uns catorze anos, um amigo meu me mostrou um truque que tinha ensinado seu cachorro a fazer.

Ele dizia: "Táxi, fique péssimo!"

E o Táxi, um lindo Cocker Spaniel dourado, se jogava de costas no chão com a língua caída para fora da boca, revirando os olhos.

Táxi ficava desse jeito até que seu dono dissesse: "Pronto Táxi, muito bem garoto, agora, já pode melhorar!"

E o Táxi levantava, feliz da vida, com o rabinho balançando.

Nós funcionamos assim também, parecido com o Táxi.

Quando o cérebro manda, o corpo obedece.

Então, imagina só o que o comando "Fique péssimo!" fará com você!

Sendo assim, passe no médico, tome o remédio, faça um pouquinho de manha e mostre aos vírus e bactérias que estão fazendo do seu corpo, uma verdadeira colônia de férias, com quem eles estão mexendo.

E não esqueça de dar, a si mesmo, o comando:

— Pronto! Já recebeu colo, sopa, vitamina C, agora, já pode melhorar!

Quando cuidamos bem da gente, ficamos mais saudáveis e mais bonitos. É parecido com fazer uma boa faxina na casa. A casa fica gostosa e dá mais vontade de ficar nela. A diferença é que nosso corpo é uma casa da qual não podemos sair para dar uma volta, pegar um cinema e voltar depois que a faxineira terminar a limpeza e a arrumação.

Vamos então, bater um papo sobre aquelas coisas que o deixam com vontade de continuar morando aí por mais tempo ou, pelo menos, de fazer as pazes com você mesmo.

AUTOESTIMA

Nossa, como você está bem, mais bonita, mais magra!
É, depois de tanto tempo, alguém precisava cuidar de mim. Era eu.

Você "Qualquer nota":

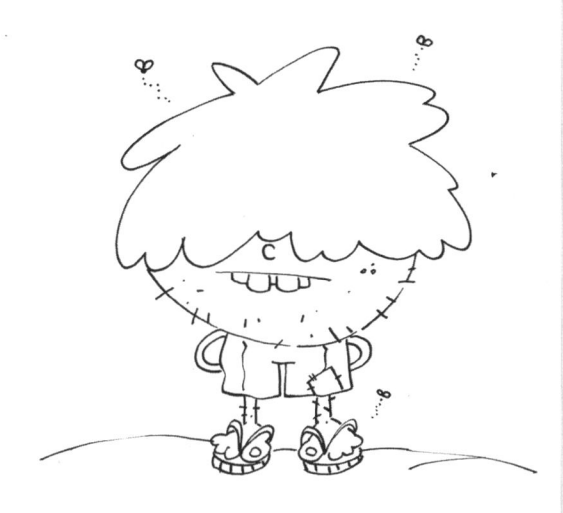

É Você quando: Não cuida da aparência.

Clichê: A beleza está nos olhos de quem a vê.

Se a vida tivesse trilha sonora tocaria: Te encontrei toda remelenta, destronchada no bar entregue às bebidas... (Uma Arlinda mulher – Mamonas Assassinas)

Para pensar nessa hora: Dizes que a beleza não é nada? Imagina um hipopótamo com alma de anjo. Sim, ele poderá convencer os outros de sua angelitude – mas que trabalheira! (Mario Quintana)

Você Narcisista:

É Você quando: É vaidoso.

Clichê: O que Deus não me deu o cirurgião fez.

Se a vida tivesse trilha sonora tocaria: Eu me amo. Eu me amo. Não posso mais viver sem mim. (Eu me amo! – Ultrage a Rigor)

Para pensar nessa hora: Ó beleza! Onde está tua verdade? (William Shakespeare)

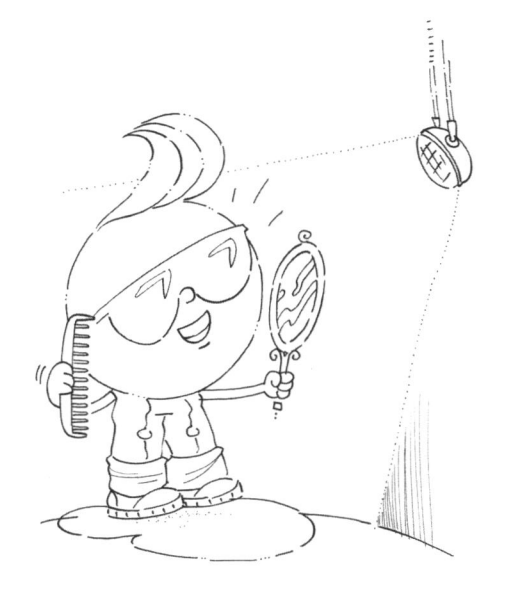

Ah... "sua linda"!

Há três anos minha mãe sofreu um AVC. Depois de quase um mês no hospital e uma enorme cirurgia na cabeça o médico a mandou para casa, eu e meu padrasto nos revezávamos nos cuidados com ela.

Em uma de suas primeiras noites em casa, fui dormir com minha mãe. Ela acordava de hora em hora para ir ao banheiro, eu levantava para ajudá-la. Às cinco horas da manhã ela acordou e quis tomar café da manhã. Estávamos tão felizes que ela estava se recuperando, que não a contrariávamos em nada. Até hoje ainda a mimamos assim, para falar a verdade. E olha que ela já está quase 100% recuperada. Mas nesse momento ela ainda estava reaprendendo a andar, a comer e a falar. E como não podia dizer quase nenhuma palavra, ela apontava as coisas que queria e quando eu não acertava, ela me olhava diretamente nos olhos, apontava com autoridade o dedo indicador para mim e dizia uma das poucas palavras que já conseguia pronunciar:

— Nããooooo!

E era engraçado ver que mesmo não falando quase nada, sua personalidade estava ali, intacta, do mesmo jeitinho.

Seis horas da manhã, ela já havia tomado o café da manhã como queria:

— Pronto, mãe. Agora podemos voltar para a cama e dormir mais um pouquinho, né? – tentei.

— Nãããããooo! Agora... ... ... você... ... ... – e me mostrou, passando a pontinha do dedo indicador direito, três ou quatro vezes, sobre cada unha dos dedos da mão esquerda.

Eu entendi exatamente o que ela queria. Fazer as unhas!

Ela queria ficar linda. Como toda mulher quer, independente de estar passando por um momento difícil na vida ou não. Independente da idade, do peso, da religião e da classe social, nós mulheres precisamos disso.

É curioso observar como temos diferentes formas de ficarmos "lindos":

Fêmea

Vou confessar uma coisa. Não é possível sair deprimida da manicure. Não dá para não se sentir poderosa com "Puro Glamour" nas unhas, nem como não se transformar na mulher mais doce do mundo usando o esmalte "Pó de arroz". Querendo conquistar alguém? Que tal, essa semana experimentar o "Nunca fui santa". Sua melhor amiga está namorando um tremendo gato? "Inveja boa". Os homens nem desconfiam, mas esmalte não é uma questão de cor, é confissão, é astral, é autoconhecimento. Tem mais, uma boa escova progressiva é capaz de curar mágoas. E não para por aí, roupa nova, você há de convir comigo, resolve problemas. Se for daquela marca que você adora então, cura até câncer terminal ou queimadura de terceiro grau. Aqui vai a minha experiência própria: um jeans, que me deixa mais magra, é capaz de curar até a minha síndrome do pânico. Não que eu tenha síndrome do pânico, mas acho que tenho. Daqui a pouco lhe explico.

Bom, outra conclusão que cheguei é que nenhuma mulher se sente feia dentro de um longo vestido preto, feito sob medida para ela. Nenhuma autoestima permanece baixa depois de se subir num poderoso salto alto. Quem não concordaria comigo que até a vida fica mais bonita vista do alto de um salto agulha?

Mas tem uma hora em que toda mulher fica maravilhosa, aliás, ma-ra-vi-lho-sa, como diz meu cabeleireiro. Toda mulher fica linda de noiva. A mãe dela acha. O Pai tem certeza. Todos que gostam dela, e até os que não gostam, admiram sua beleza. Mulher, de noiva é a perfeição, o ápice, montadas em glamour e poder, como diz também o Freddy (o cabeleireiro que citei acima), sobre a beleza feminina.

Macho

Você já reparou em um homem, quando sai de um restaurante e o manobrista traz seu carro novo? Ele ergue uma das sobrancelhas, fecha um pouquinho os olhos, sorri apenas com um dos cantos da boca e você sabe: naquele momento ele seria capaz de conquistar o mundo. Ele entra no carro e os problemas saem.

Aposto que, no momento em que se senta no banco do motorista e ajeita o retrovisor, todo homem aproveita para olhar seu próprio reflexo no espelho e pensar: "Ah... você até que está ficando bem bonitão grisalho e com essas entradas!"

E quando um homem recebe um elogio do chefe ou "daquela" mulher? – se for da mãe dele, não conta. Seu rosto se transforma. Os olhos arqueiam para cima, os lábios também, algumas ruguinhas, bem charmosas por sinal, surgem no canto dos olhos. Pronto, acabou de ficar ainda mais bonito!

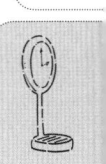

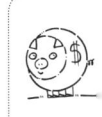

Todo homem fica lindo de super-herói. O filho, sempre que olha para ele o vê assim. A mãe, a esposa, a namorada, ou aquela mulher que o ama e ele nem desconfia, também. Os amigos o veem assim, mesmo quando ele conta aquela mesma piada sem graça de sempre, ou quando toma o oitavo copo de cerveja e começa a filosofar.

Os homens não sabem disso, mas não precisam de identidade secreta para parecerem um super-herói, nem mesmo de uma capa. Eles precisam apenas arrumar o cabelo passando a mão daquele jeito que só eles sabem fazer, usar o perfume de sempre e sorrir, como se tudo fosse dar certo.

Verdade.

Agora, sem brincadeiras. Bonito é se sentir bem.

É subir dois lances de escadas sem perder o fôlego. É ter uma roupa nova para aquela festa especial, mas se sentir bem também de jeans e tênis quando vai ao supermercado. É andar descalço na grama ou na praia e de sapato social no casamento.

Bonito é levar em conta sua própria opinião, aprender a dizer não. É saber pedir perdão, muitas vezes para si mesmo. Saber voltar atrás, mas também ter a coragem de seguir em frente. É pedir colo, dar colo, dar a mão.

E para encerrar, feio é tentar ser quem não se é, só para chamar a atenção. É seguir a moda, só porque está na moda. Feio é estar de carro novo, apartamento novo e não dormir à noite porque não tem dinheiro para pagar a prestação.

Quanto à síndrome do pânico que falei há pouco, o meu pânico era, justamente, de você não ler esta página até o fim. Mas, ufa! Passou...

E quando eu estava pesquisando nomes de esmaltes para escrever esse texto, descobri que tem um que se chama "Tomara que caia". Tomara que caia o quê? A unha? Eu, hein!

Se eu fosse criar um nome para esmalte seria: "Vire a página".

Funcionaria bem no estudo, no trabalho, no amor e num livro.

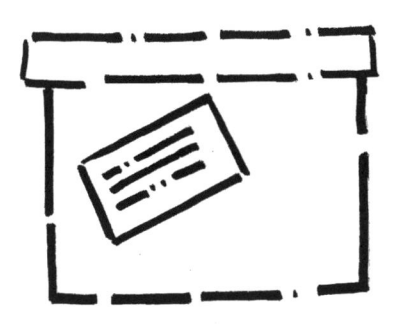

Você e suas coisas!

Aí tem coisa!

Perdoem-me o clichê, mas você já percebeu que "coisa" é uma palavra que serve para quase tudo? São tantas as coisas para fazer, algumas coisas que precisamos simplesmente aceitar, tantas coisas para melhorar e muita coisa ainda para aprender. Coisas para comprar, para organizar, para jogar fora. Coisas para lembrar, outras para esquecer, algumas para deixar pra lá. Coisas para planejar, para delegar. Coisas para agradecer, para perdoar e algumas coisas também para pedir perdão. Coisas para dar de presente, coisas que ganhei de alguém e algumas eu nem sei para que servem. Coisas que eu quero muito e coisas que não me interessam. Coisas em que eu acredito, coisas que já acreditei e não acredito mais. Coisas que eu quero levar adiante enquanto outras quero eliminar, e também tem aquelas que eu não quero que façam parte da minha vida nunca mais.

    Coisas... Coisas... Coisas...

Eu sou eu e minhas coisas, no mais são os outros e as coisas dos outros. E nisso se resume o mundo inteiro.

ORGANIZAÇÃO

Se você consegue achar, não está tão desorganizado assim.
Agora, se você não encontra, se organize, por mais arrumado que pareça!

Você Desorganizado:

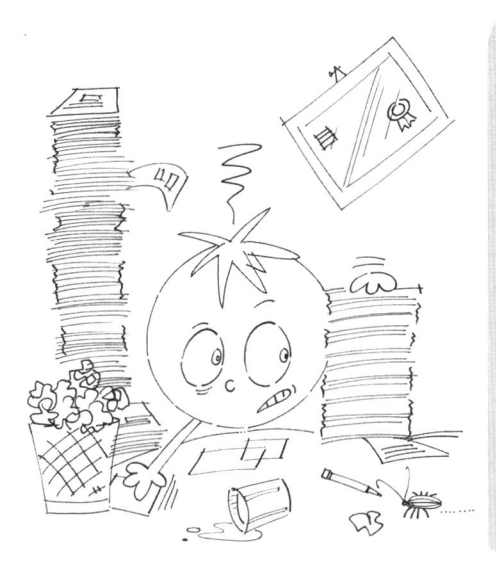

É Você quando: Se sente no meio do caos.

Clichê: Isso aqui está parecendo a casa da mãe Joana.

Se a vida tivesse trilha sonora tocaria: Mas ficou tudo fora do lugar, café sem açúcar, dança sem par. (O nosso amor a gente inventa – Cazuza)

Para pensar nessa hora: Antes de se submeter a uma cirurgia, organize os compromissos pessoais, pode ser que você sobreviva. (Ambrose Bierce)

Você Metódico:

É Você quando: Está com tudo organizado.

Clichê: Cada qual com seu igual, cada qual no seu lugar.

Se a vida tivesse trilha sonora tocaria: Baby, baby, não vale a pena esperar. Oh! Não! Tire isso da cabeça. Ponha o resto no lugar. (Ovelha negra – Rita Lee)

Para pensar nessa hora: Com organização e tempo acha-se o segredo de fazer tudo, e bem feito. (Pitágoras)

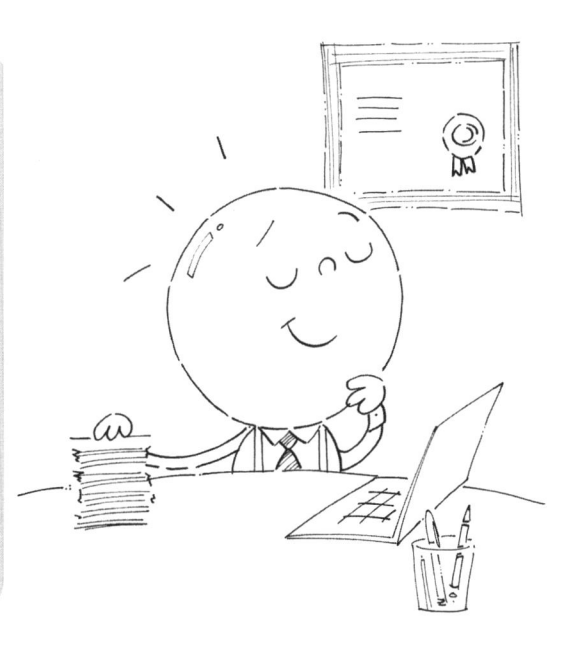

De volta pra casa...

No bairro em que eu moro em Campinas, tem umas três mansões, uma casa que parece um castelo mal-assombrado e várias repúblicas de estudantes. Descendo a rua, bem na esquina, fica a minha casa, que não chega nem perto do tamanho de uma dessas mansões e lembra até um apartamento no térreo, com um pequeno quintal em volta. Em um dos dormitórios fizemos nosso lugar preferido, a sala de TV. Nela estão as coisas de que mais gostamos, nossa TV bem grande além de uma estante com os DVDs de todos os filmes e seriados que amamos. No meio deles estão as temporadas do Seinfeld e do Dead Zone e também o Meu malvado favorito e o Mary & Max, meus dois filmes preferidos. Em cima da TV tem uma prateleira com algumas das coisas que eu mais gosto, incluindo minha pelúcia do "E.T.", o extraterrestre do filme do Spielberg, os três ETs verdes do Toy Story, um "Minion" de pelúcia, a taça do "torneio tribruxo" e o "Pomo de Ouro" do Harry Potter, alguns quadros dos Simpsons e algumas latinhas vazias de cerveja Duff, a preferida do Homer.

Meu trabalho faz com que eu viaje muito. O lado bom é que a palavra rotina não existe na minha vida. O lado "menos bom" é que eu sinto muita saudade do meu filho e das minhas coisas. Entre as coisas das quais eu mais sinto saudade são: Meu banheiro, minha cama e minha sala de TV. Quando volto, cansada e com aquela deliciosa sensação de missão cumprida, me jogo no sofá gigante que enfiamos lá, sim enfiamos, pois foi feito sob medida para ocupar praticamente a salinha toda. E logo aparecem meu filho Gabriel, meu marido Duzão, meus dois cachorros, o Dollar e a Nutella, e em menos de cinco minutos, todos eles já estão comigo em cima do sofá. Nessa hora eu olho em volta e estou certa de que aquele é o melhor lugar do mundo e que tudo que é mais importante na minha vida está ali. Eu e o meu mundo inteiro cabemos em uma sala de nove metros quadrados.

Nossas coisas, muitas vezes, traduzem quem nós somos, nossos valores. Dá para conhecer um bocado da personalidade de uma pessoa só observando as coisas que ela guarda, as coisas que ela compra e as coisas que ela deseja.

Costumo dizer que a vida é como um armário onde temos algumas coisas importantes e imprescindíveis acumuladas, mas também um monte de tranqueiras que já deveriam ter sido doadas ou jogadas fora há muito tempo. Arrumar o armário da vida significa organizar o que deve permanecer e se livrar daquilo que pesa, mas não nos é mais útil.

Temos as lembranças que não podem ser amassadas nem esquecidas e, por isso, a gaveta não é o melhor lugar para colocá-las. Elas deveriam ser tratadas como um cartaz de uma banda de que fomos fãs na adolescência e pendurávamos na porta do armário para podermos ver, e suspirar, a cada vez que abríamos a porta do guarda-roupa. Há aquelas coisas que precisamos que fiquem sempre à mão, assim, a vida se torna mais prática. Falo do seu perfume preferido, das suas meias e também do endereço da reunião de hoje e do ramal e nome da pessoa que você deve procurar lá. Falo do telefone do seu amor, do cartão do banco e da data de comemoração do aniversário de casamento.

Também tem aquelas coisas para serem esquecidas que mesmo se deixarmos escondidas no escuro da prateleira mais baixa, aquela que nunca mexemos, ainda corremos o risco de um dia reencontrarmos, sem querer, só para lembrarmos que seria muito melhor ter jogado fora de uma vez.

Há aquelas coisas que não são suas e já passou da hora de devolvê-las ao dono. São geralmente livros, CDs ou DVDs, mas também podem ser frases prontas, crenças, hábitos que não são seus e que você nem sabe por quê, quando ou como passou a acreditar ou repetir aquilo. Assim são os nossos preconceitos e todas as tralhas mentais que entraram em nosso armário da vida e permitimos que ficassem lá, afinal, quem sabe, um dia aquela moda voltaria. Acontece que você corre o risco de um belo dia voltar a usar por mais ultrapassado que seja e, se prestar bem atenção, vai perceber que ninguém achou bonito.

Quem organiza as coisas, organiza a vida.

Organizando as ideias, organizamos os objetos. Organizando os objetos, organizamos o tempo. Quando organizamos nosso tempo, organizamos nosso comportamento e quando organizamos nosso comportamento, organizamos nossos resultados. E observe que tudo pode ter começado em uma simples resolução de organizar a gaveta de talheres na cozinha.

Organizar é reconhecer que o valor das coisas está na utilidade que elas têm. É saber o tempo que perdemos quando não encontramos a chave do carro e lembrar disso na próxima vez que pensar em deixá-las fora do lugar. É abrir mão do velho e jogar fora aquilo que não importa mais. Sejam coisas, cartas, fotografias, roupas, ideias ou pensamentos. É lembrar do tempo que já perdemos e do nervoso que passamos cada vez que não encontramos os óculos, a carteira, um documento importante ou a lista do mercado. É compreender que nem sempre compramos porque precisamos e enquanto aquela blusa verde-bandeira horrorosa, que você comprou só porque estava em promoção, estiver ocupando um cabide no seu armário, provavelmente, terá outra blusa que você adora, enfiada em uma gaveta, toda amassada.

Organizar é definir prioridades, descobrir o que realmente importa e ficar com essas coisas por perto, bem cuidadas e prontas para serem usadas.

Ter a vida organizada é você saber, de cor, as 3 coisas que você levaria consigo se pegasse fogo na sua casa e você tivesse que sair correndo.

Partindo do princípio que meus cães e meu filho sairiam da casa em chamas, antes mesmo de mim, eu levaria meu notebook, minha caixa de fotografias antigas e o "E.T.". Afinal, o "E.T." traria com ele uma boa parte da minha história e das minhas lembranças assim como a caixa de fotografias.

E meu notebook? Nele cabe meu universo profissional inteirinho e dá para carregar embaixo do braço, para onde eu for.

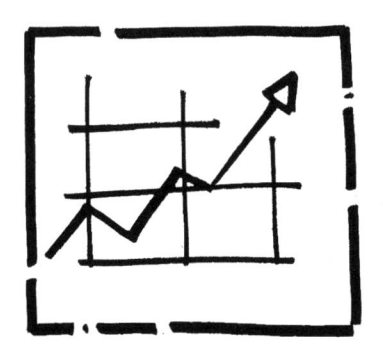

Você e seu trabalho!

"Eu" no meio, "mim" no fim!

Às vezes tenho a impressão que a vida inteira é pouco tempo para descobrirmos uma resposta, que nos faça felizes, para aquela velha pergunta:

— O que você quer ser quando crescer?

— Professora de português! – eu respondia.

Minha brincadeira preferida era colocar meus amigos sentados lado a lado e eu ficava lá, de pé, dando "aula" para eles, mesmo que eles não estivessem muito a fim de brincar disso.

Cresci, mas demorei a descobrir o que eu queria ser.

Comecei a faculdade de veterinária, mas concluí que gosto de animais apenas por fora, então abandonei o curso. Depois tentei fazer administração e aquilo não tinha nada a ver comigo, eu achava tudo muito chato. Então fui fazer publicidade e criação. Essa faculdade eu curti, mas não para trabalhar exatamente com propaganda.

Hoje eu sou o quê? Palestrante. Ou seja, uma espécie de professora consultora criativa que adora bichos! De certa forma, hoje ganho para fazer o que já gostava de brincar na infância, com uma pequena diferença.

Antes eu sentava os amigos e falava para eles por horas. Hoje eu falo por horas para pessoas que se tornam meus amigos depois.

Acredito que as coisas de que gostávamos de brincar na infância são uma metáfora perfeita para aquilo em que podemos fazer sucesso profissionalmente quando "grandes"!

E você, o que você faz?

DAS 8H ÀS 18H

O melhor é quando você faz aquilo que "tem que" fazer, simplesmente porque "quer fazer"!

Você Preguiçoso:

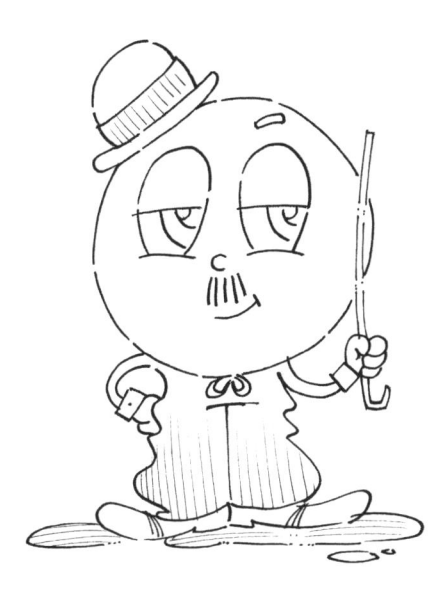

É Você quando: Não quer trabalhar.

Clichê: Tomara que o mundo acabe em barranco para eu morrer encostado.

Se a vida tivesse trilha sonora tocaria: Nada melhor do que não fazer nada... (Mania de você – Rita Lee)

Para pensar nessa hora: A minha vontade é forte, mas a minha disposição de obedecer-lhe é fraca. (Carlos Drummond de Andrade)

Você Workaholic:

É Você quando: Só pensa em trabalho.

Clichê: Deus ajuda quem cedo madruga.

Se a vida tivesse trilha sonora tocaria: Todo dia antes do sol sair, eu trabalhava sem me distrair... (Marvin – Titãs)

Para pensar nessa hora: Eu acredito demais na sorte. E tenho constatado que quanto mais duro eu trabalho, mais sorte eu tenho. (Thomas Jefferson)

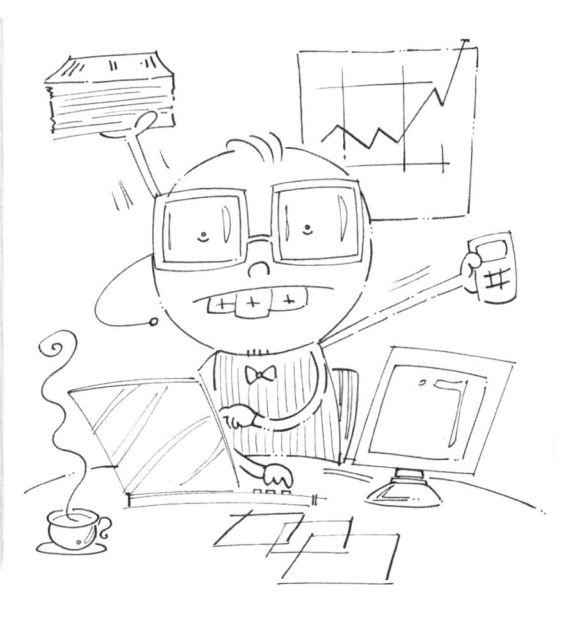

Alô! Banda Reveillon, boa tarde!

Já que falamos de brincar de trabalhar, me lembrei de uma das vezes que eu inventei de ir trabalhar com o meu pai. Eu devia ter uns 8 anos. Meu pai era músico e tinha um escritório onde ensaiava com a banda uma vez por semana. Num desses dias de ensaio eu decidi que iria com ele.

— Você não vai. Seu pai vai trabalhar e você vai atrapalhar! – disse minha mãe querendo cortar o meu barato.

— Não vou atrapalhar coisa nenhuma! Vou ajudar o meu pai! – respondi.

— Deixa ela! – meu pai me defendeu como de costume. — Ela vai comigo e vai ser a minha secretária hoje.

Lá fui eu feliz da vida com o tamanho da responsabilidade e meu pai me explicando no caminho o que eu deveria fazer:

— Filha, você fica sentada lá na mesa que tem na sala da frente do escritório. Pode brincar na "máquina de escrever". Se tocar o telefone, você diz que o pai não pode atender, pois está ensaiando e anota o nome da pessoa que ligou! – disse meu pai, que também era meu chefe nesse dia.

O ensaio da banda começou, eu me sentia a profissional com mais responsabilidade do mundo. Coloquei o papel na máquina de datilografia e comecei a escrever várias vezes o meu próprio nome até que logo tocou o telefone pela primeira vez:

— Banda Reveillon, boa tarde! – eu disse.

— Oi, o Barão tá aí?

— Quem gostaria de falar com ele?

— O Roberto Carlos!

— O quê? Mas é o Roberto Carlos, "Roberto Carlos" mesmo?

— Sim, sou eu!

— Ah, não sei se eu acredito. Meu pai tá muito ocupado, só vou poder interromper o ensaio se eu tiver certeza que você é mesmo o Roberto Carlos!

— Mas eu sou o Roberto Carlos.

— Então, prove! Canta "Lady Laura" pra mim!

Ele, cantou.

E aquele foi o dia de trabalho mais feliz da minha vida. E olha que não recebi nem um cruzeiro pelo expediente. Mas me senti importante, valorizada e motivada como acredito que todo trabalho deveria fazer às pessoas. Nesse dia, descobri o que era motivação e como o trabalho deve fazer parte da vida da gente como a brincadeira faz parte da vida das crianças e também gerar crescimento e aprendizado. É isso que o trabalho tem que fazer com a gente para valer a pena.

Quando descobrimos que trabalho pode ser sinônimo de realização, conseguimos dar à vida o ritmo que queremos que ela tenha.

Funciona assim:

Sabe aquele dia em que tudo o que você quer é "se jogar" no sofá e assistir à sessão da tarde? Ver, de preferência, um filme daqueles que você já viu muitas vezes como, por exemplo *Curtindo a vida adoidado; De volta para o futuro; Querida, encolhi as crianças* ou para os mais "radicais", *A Lagoa azul*, sem nenhuma culpa ou peso na consciência? Aquele momento em que você abre mão de fazer o almoço do domingo, ou de visitar seus pais, arrumar a casa, passear com a família ou até de terminar um trabalho porque decidiu simplesmente não fazer nada? E por justamente não querer fazer nada, nem mesmo pensar em nada, é que escolhe um reprise. Assim você pode se deliciar entre um cochilo, um trecho, outro cochilo, outro trecho em que você se localiza no filme e pensa "Ah, agora ele vai dançar *Twist and Shout* na parada... zzz", aí cochila de novo... Depois acorda e pensa "ih, lá se vai o carro!... zzz" e quando vê a tarde se foi, mas você nem foi com ela, ficou lá, paradão, gostoso, só curtindo uma preguiça, por opção.

A sessão da tarde só tem graça por que você já conhece o filme. Férias só têm graça porque tem fim, quem já ficou desempregado, e assim, de "férias permanentes" sabe bem disso e talvez, por isso, para tanta gente a aposentadoria ainda seja algo tão assustador. O final de semana só é tão bom porque acaba rapidinho e a segunda-feira se aproximando, faz questão de lembrar-lhe isso o tempo todo. Dormir até o meio-dia só é maravilhoso quando não vira rotina. Viajar é incrível, mas porque toda viagem tem volta e nela você reencontra sua vida "real" e toda a correria que faz parte dela. Ficar sem fazer nada só tem graça quando decidimos conscientemente tirar um tempo para isso e porque temos tanta coisa para fazer, se isso fosse a rotina, viraria tédio mais rápido do que imaginamos.

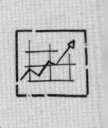

Nem toda espera é procrastinação. Nem sempre dormir até o meio-dia é vagabundagem. Às vezes é um presente que você dá a si mesmo, como recompensa, por ter dado conta do recado. Nem sempre não concluir algo é falta de organização ou adiar os planos é relaxo. Às vezes é uma espera necessária que faz parte do aprendizado, do crescimento que precisamos buscar primeiro para que então, esse projeto possa acontecer.

As melhores ideias precisam de tempo para amadurecer, para frutificar. A preguiça bem dosada é gestação de boa ideia. Ideia que nasce prematura geralmente não vinga.

Os melhores planos precisam ser repensados, de novo e de novo, e o imediatismo é tão prejudicial a eles quanto a preguiça.

Esperar o tempo certo é compreender o ritmo da sua vida, dos seus planos, das suas metas. Não podemos esquecer que somos também "natureza" e que morangos não competem com jabuticabas, por exemplo. Enquanto um morangueiro frutifica após poucos meses do plantio, a jabuticabeira, leva mais de 14 anos para dar frutos. Se você quer comer morangos, tudo bem ficar com pressa, mas se sua meta é comer jabuticabas maduras na sombra da sua própria jabuticabeira, é preciso ter "preguiça". Se você vai ler um livro técnico tudo bem fazer uma "leitura dinâmica", mas se vai ler poesia, é preciso saborear cada linha com calma.

Preguiça sem prazo para acabar é depressão, falta de autoestima, desleixo.

Preguiça com hora marcada, bem pensada; é terapia, descanso, ócio criativo, prêmio. É uma delícia!

Sabedoria é saber distinguir uma coisa da outra.

Trabalho não precisa ser sinônimo de pressa, de estresse. Mas é urgente que seja sinônimo de entrega, de presença e daquela sensação de realização que só um trabalho bem feito pode trazer para você.

É preciso que encontremos no trabalho os degraus para alcançar aquilo que queremos. Pois quando falamos em realização estamos falando de sonhos também. E o que você vê lá em cima desses degraus é o que nos faz querer subir...

Outro dia, eu estava na cozinha preparando um brigadeirão de micro-ondas e o Gabriel chega para mim, do nada, e diz:

— Mãe, quando eu crescer quero ser rico e ter sucesso!

— Mas e ser famoso, você não quer? – perguntei.

— Eu não!

— Ué! Porque não?

— Você acha que é agradável ser famoso? Se ser famoso fosse bom, o Super-Homem não teria uma identidade secreta!

E você, o que você quer?

AMBIÇÃO

A ambição é um dos ingredientes do sucesso, você sabe o porquê? Pense comigo: Pensamento gera sentimento. Sentimento gera ação. E ação gera resultado. Todo resultado começa em um pensamento.

Você Estagnado:

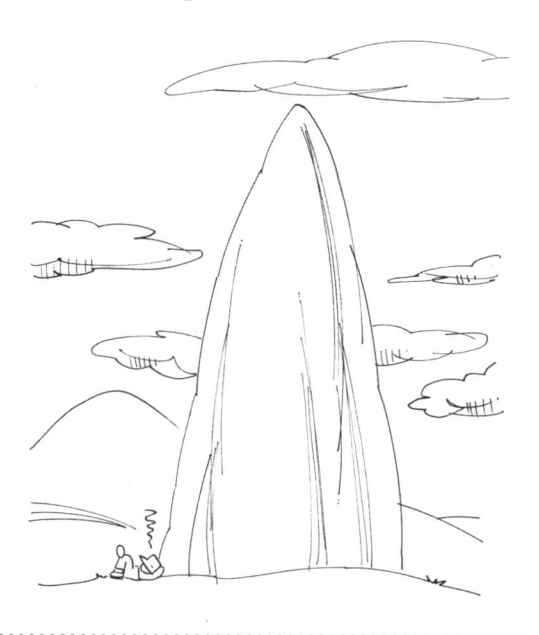

É Você quando: Está acomodado.

Clichê: Mais vale um pássaro na mão que dois voando.

Se a vida tivesse trilha sonora tocaria: Meu coração, sem direção, voando só por voar, sem saber, onde chegar... (Se eu não te amasse tanto assim – Ivete Sangalo)

Para pensar nessa hora: O fracasso é um evento e não uma pessoa. (William D. Brown)

Você no Topo:

É Você quando: É ambicioso.

Clichê: Quem corre por gosto não cansa.

Se a vida tivesse trilha sonora tocaria: Vou ser artista de cinema, o meu destino é ser "star"... (De repente Califórnia – Lulu Santos)

Para pensar nessa hora: Tudo que eu quero ter cabe em minhas mãos sem me atormentar. (Celso Adolfo)

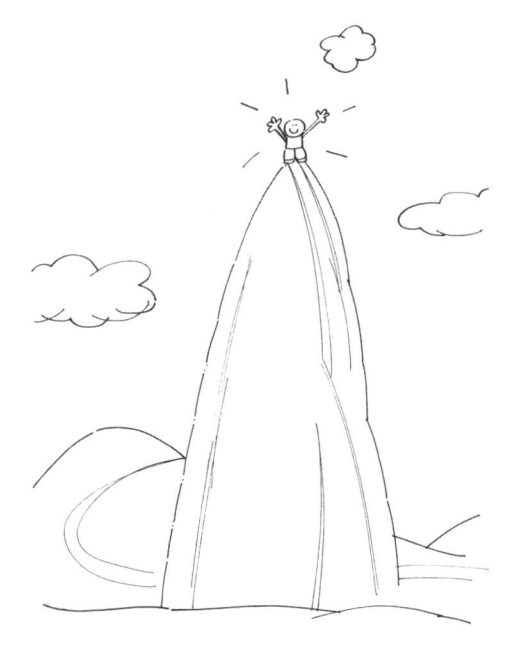

Vou dar a volta no mundo, eu vou!

Depois de ter sido secretária do meu pai e ter atendido o Roberto Carlos no telefone, me aventurei por outras profissões. Fui recepcionista de eventos e descobri que odeio usar salto alto. Fui secretária, dessa vez de verdade, da minha mãe e acredite, as mães podem ser chefes bem exigentes. Fiz pesquisas na rua para o Data Folha, nessa época passava o dia inteiro debaixo de um viaduto no centro da cidade de São Paulo conversando com pessoas que não queriam falar comigo. Fui operadora de telemarketing e passava o dia inteiro ligando para pessoas que não queriam falar comigo. Também vendi instrumentos para ginecologistas e as secretárias dos médicos diziam que eles não queriam falar comigo. Depois montei uma mini-agência de publicidade, bem "mini" mesmo, então uma empresa de eventos, "mini" também, fui assistente de arte do Jornal da Cidade de Bauru, depois professora de Design Gráfico, aí montei uma loja de *lingerie* e depois outra, de moda. Mudei para Foz do Iguaçu para ser coordenadora pedagógica de uma escola de profissões. Foi aí que me apaixonei por ensinar e me lembrei que era isso mesmo que eu queria ser quando crescesse.

De tanto querer, fui mudando, fui experimentando e fui querendo.

Até o dia que vi um palestrante no palco, seu nome: Oscar Zabala. Tinha ido de carro, com mais três amigos, de Foz do Iguaçu a Curitiba para vê-lo. Voltei para casa com uma convicção. Era isso que eu queria para mim!

Hoje, olho para trás, para os últimos dez anos da minha vida e vejo claramente como tudo começou com um "querer".

Ter sucesso é questão de querer. Não vou falar aqui que querer é poder, pois não é só isso. Querer é um verbo, é ação, é a vontade em movimento. E até hoje, não conheço uma única pessoa sequer que fez sucesso sem ter realizado movimentos. Muitos. Se forem movimentos bem direcionados e bem planejados, melhor. Se também forem bem intencionados, é ainda melhor.

Querer é a vontade em ação. É a ação de ir atrás daquilo que você quer, seja lá o que for. Um resultado, um sonho, um amor. É ter a coragem de dizer "tchau" para a sua zona de conforto sem promessa de retorno. É quando damos aquela importante empurradinha no primeiro dominó da fila sem ao menos saber se todos cairão. É trabalhar da melhor forma que pudermos para que todos caiam, do primeiro até o último. É acreditar que sim. Vontade sem otimismo não é nada e vira ansiedade.

E se o que eu estou escrevendo fosse um dicionário, constariam nele os seguintes significados:

Comunicação é querer tornar comum, querer transmitir.

Motivação é querer algo por um motivo especial.

Interrogação é querer saber.

Estagnação é um não querer maior do que aquilo que você quer.

Acomodação é querer deixar tudo como está.

Continuação é não querer parar e como você continua querendo, faz durar.

Competição é querer chegar à frente.

Reflexão é querer pensar mais a respeito de algo.

Atenção é não querer pensar em outra coisa.

Criação é querer ter uma ideia, depois outra, então mais uma. Quem cria não quer parar. Quem se diverte também não.

Viajar é querer chegar, querer conhecer, querer passear, querer aproveitar, querer comprar, querer experimentar e, depois de tudo isso, querer voltar.

Trabalhar é querer realizar, querer crescer, querer alcançar, querer ensinar, querer liderar, querer ser reconhecido.

Quando trabalhar é apenas querer receber, é porque tem algo errado, justamente com o querer.

Atração é querer. Paixão é querer muito. Tesão é querer mais ainda.

E quando falta a ação no querer? Aí é querer fracassar.

Sucesso é uma questão de querer agarrar as oportunidades.

Estar disposto a experimentar, a errar e a aprender é atitude.

Atitude é saber a hora certa de continuar...

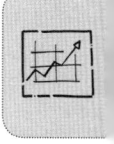

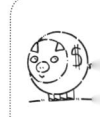

ATITUDE

Faça o melhor que você pode com a realidade que você tem.

Você Reativo:

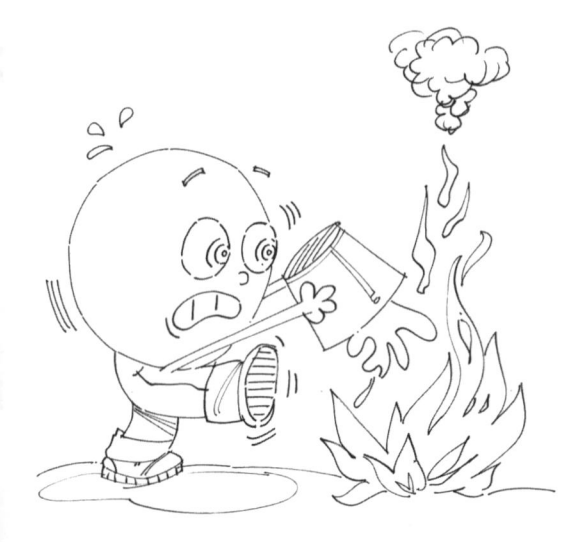

É Você quando: Reage ao que acontece.

Clichê: Falar é fácil, difícil é fazer.

Se a vida tivesse trilha sonora tocaria: Eu não estou fazendo nada, mas também o que é que eu vou fazer? Eu não estou sabendo nada, mas também não quero nem saber! (Cada um por si – Ultrage a rigor)

Para pensar nessa hora: É melhor pedir perdão do que permissão. (Calvin & Haroldo)

Você Proativo

É Você quando: Antecipa-se à ação.

Clichê: Não deixe para amanhã o que pode fazer hoje.

Se a vida tivesse trilha sonora tocaria: Mas não vou mais deixar passar, aquilo que eu quiser fazer. Ainda é cedo para outra chance aparecer. E dessa vez eu vou fazer de tudo pra ela acontecer. (Agora é tarde – Ultrage a rigor)

Para pensar nessa hora: Alguns homens veem as coisas como são e dizem: "Por quê?" Eu sonho com as coisas que nunca foram e digo "por que não?" (George Bernard Shaw)

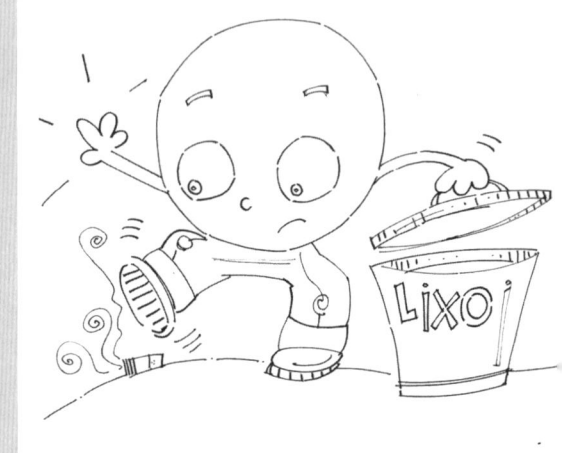

Passo de gigante...

Quero lhe contar sobre uma das melhores experiências da minha vida. O mergulho autônomo. É aquele mergulho em grandes profundidades em que você precisa de equipamentos específicos além de máscara e nadadeiras. Nele você também usa um cinto de lastro na cintura, com pesos para que você possa afundar, nas costas leva um cilindro de ar comprimido e na boca um regulador de pressão. Assim consegue fazer o inimaginável, respirar embaixo d'água. Por isso essa experiência é tão mágica. Ou talvez o que faça o mergulho tão especial para mim é a maneira de entrarmos na água. Funciona assim, você monta e testa todo o equipamento e então vai para o fundo do barco, fica em pé bem na beiradinha, respira fundo, cria coragem – essa parte é uma das mais importantes – e dá um passo, bem grande, em direção à aventura, ao desconhecido, ao risco, a incerteza, à água.

Nós, mergulhadores, chamamos esse passo tão importante de "Passo de Gigante".

Meu trabalho geralmente acontece no palco. Dar uma palestra e mergulhar tem muita coisa em comum. Quase tão estranho quanto respirar embaixo d'água é respirar em cima do palco. Assim como eu faço antes de mergulhar, também monto e testo todo o meu equipamento antes de uma palestra. E da mesma forma é preciso criar coragem e dar um passo de gigante rumo à aventura. Cada mergulho é uma nova primeira vez. Cada palestra também.

Ser palestrante é uma daquelas profissões em que provavelmente nunca me sentirei pronta. Imagino que vou passar a vida aprendendo e ainda assim sentir que falta alguma coisa.

No início desse ano, resolvi fazer um curso de teatro.

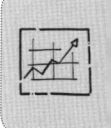

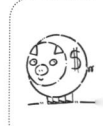

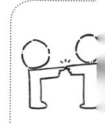

Não tinha a pretensão de me tornar atriz, mas queria experimentar, aprender a me expressar melhor, mexer um pouco o corpo e me divertir. Acontece que aprendi mais sobre proatividade do que sobre como fazer uma boa interpretação. Aprendi que não importa se estamos falando de um filme, uma peça de teatro ou da própria vida, para fazer uma boa história acontecer é preciso um bom roteiro (planejamento), saber aonde você quer chegar (metas), além da atitude correta dos personagens. Sem ação, nada feito. Ação é o que o diretor grita, durante a gravação de um filme, quando quer ver a história daqueles personagens seguir adiante. É o que faz a próxima cena acontecer, aquilo que permite ao protagonista tomar uma atitude, voar, salvar a mocinha das garras do vilão, acelerar o carro, mergulhar de cima da ponte no rio ou beijar o amor da sua vida naquela história.

Nas aulas de interpretação e improvisação que tínhamos, o professor sugeria temas para o grupo que deveriam ser improvisados. Funcionava assim, o professor explicava o que deveria ser feito e quando gritasse a palavra "atenção" quem aceitasse o desafio deveria gritar, antes dos demais, a palavra "cortina",

Cortina é aquilo que separa o ator do público, o roteiro da encenação, os sonhos das metas, os planos da realização. A cortina separa os meninos dos homens, o faz de conta da realidade.

— Quero um casal para uma cena de um sequestro – preparava o professor. — Ação!

— Cortina! – sempre havia alguém que estava atento e com vontade de participar o suficiente para ser o primeiro do grupo a gritar.

No grupo, havia aqueles que sempre gritavam "Cortina" o mais rápido possível e eram os primeiros a interpretar a cena que o professor sugeria. Eles tinham uma desvantagem em relação aos demais, pois entravam em ação sem antes compreender bem o que se esperava deles, mas em compensação, acabavam sendo mais espontâneos, divertindo-se mais com o trabalho proposto e ainda ajudavam os próximos a compreenderem o que era realmente para fazer. Havia também aqueles que iam mais ou menos no meio das apresentações, tinham calma, conseguiam escolher um tema com o qual eles se identificavam e que tivesse mais a ver com aquilo que gostariam de fazer e mais facilidade para interpretar. Esse grupo recebia críticas mais severas, pois já deveriam ter aprendido com os que foram antes e acabavam não conseguindo improvisar com tanta espontaneidade depois dos exemplos que já tinham visto, acabavam sendo, muitas vezes, influenciados pelas apresentações anteriores. Outros ficavam durante toda a aula, esperando o tema perfeito, que nunca chegava, a ideia brilhante que, na maioria das vezes, não acontecia. Esses alunos ficavam com as últimas opções, e com as críticas mais duras, faziam a apresentação com mais medo, eram menos criativos e ainda, para piorar, tinham à sua frente uma plateia cansada, mais exigente e com mais parâmetros para comparações, depois de tantas apresentações vistas.

Entrar em ação também significa poder escolher o "tom" que queremos em determinada cena da vida. Nosso professor adorava propor cenas trágicas. Fomos soterrados inúmeras vezes. Perdi as contas de quantas vezes morri nessas aulas de improvisação. Também sobrevivi a um incêndio, um sequestro, um assalto, sem esquecer de dois naufrágios. Acontece que ele, diretor conceituado de teatro em Campinas, ficava bravo:

— Essa turma, tem mania de transformar coisa séria em comédia.

Concordo que para o teatro isso pode ser mesmo um problema, mas para a vida real não é. Quem consegue transformar drama em comédia, suspense em sátira, romances trágicos em comédias românticas e rir da vida, dos próprios erros e problemas, merece o "Oscar" da vida real.

"Atenção" é justamente o que determina o resultado do seu trabalho, o quanto você aprende com as críticas e a sua coragem para enfrentar a plateia. "Ação" é o que determina se somos os protagonistas, os coadjuvantes ou, até mesmo, figurantes da nossa história.

O tom que damos a cada cena – comédia, terror, suspense ou drama; determina o quanto vamos sofrer para alcançar esse resultado e para aprender com as tais críticas, ou não.

E se a vida é como uma peça de teatro, quando somos crianças ensaiamos, brincamos de trabalhar, fazemos de conta... Quando crescemos é hora de entrar em ação. Acabaram os ensaios.

A vida nos pede atenção, o tempo todo.

Nós gritamos "Cortina" quando decidimos entrar em ação.

Afinal, o show é seu.

Quando falo de "show", falo de roteiro, de interpretação, figurino, ensaios, apresentação e também de orçamento. Sim! Orçamento.

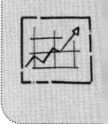

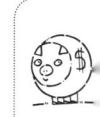

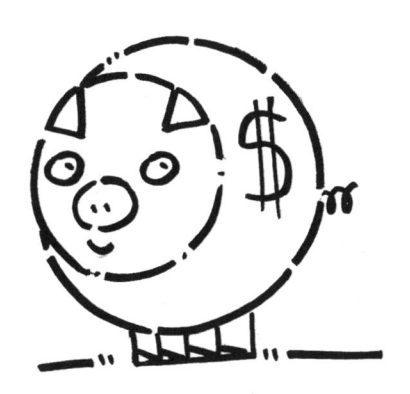

Você e seu dinheiro!

Din din...

Depois de ouvir muitas e muitas vezes que "o dinheiro é a raiz de todo mal", que "dinheiro não dá em árvores", que meus pais não eram "sócios da Light", que eu deveria lavar a mão depois de pegar em dinheiro, pois o "dinheiro é sujo", que "dinheiro não traz felicidade", que "dinheiro não leva desaforo", que os "ricos são pessoas egoístas e cruéis" e que "é mais fácil um camelo passar pelo buraco de uma agulha do que um rico entrar no reino dos céus"; eu cheguei mesmo a pensar que ganhar dinheiro seria uma péssima ideia!

PROSPERIDADE

Dinheiro não traz felicidade, felicidade é que traz o dinheiro.

···· **Você Pobre:** ····

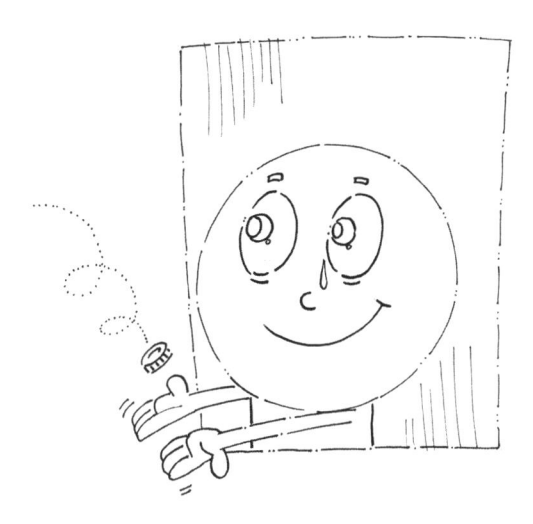

É Você quando: Está sem "grana"!

Clichê: Se dinheiro falasse, o meu diria "tchau".

Se a vida tivesse trilha sonora tocaria: A minha felicidade é um crediário nas casas Bahia. (Chopis Centis – Mamonas Assassinas)

Para pensar nessa hora: A pobreza de bens é facilmente curável. A pobreza da alma é irreparável. (Michel de Montaigne)

···· **Você Rico:** ····

É Você quando: Paga a conta.

Clichê: Dinheiro não traz felicidade, mas ajuda a sofrer em Paris.

Se a vida tivesse trilha sonora tocaria: Ele era o tal, cheio de moral, "bon vivant". Parecia um galã, usando óculos "Ray-Ban", Dom Juan. (Segurança – Engenheiros do Hawaii)

Para pensar nessa hora: Desejo que você tenha dinheiro porque é preciso ser prático. E que, pelo menos uma vez por ano, você coloque uma porção dele na sua frente e diga: Isso é meu! Só para que fique bem claro quem é o dono de quem. (Sérgio Jockmann)

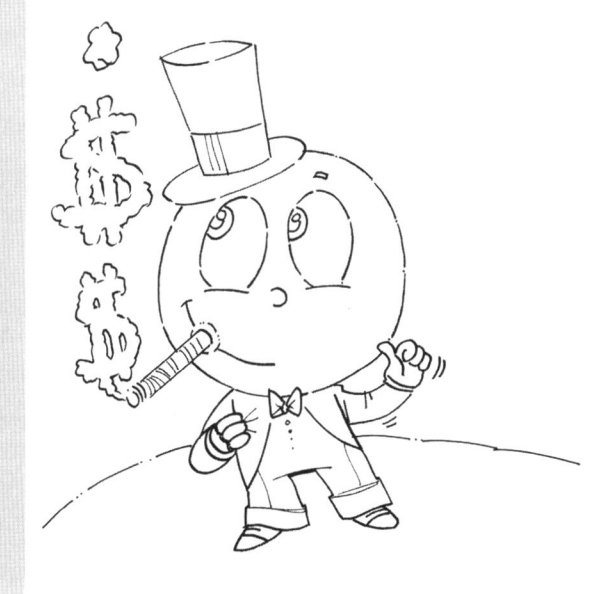

Sobre custos e valores...

Quando decidi fazer o primeiro curso de formação em Programação Neurolinguística, vendi meu carro para poder pagá-lo. Fiz o que se chama de "Troca com troco", troquei o carro por um modelo mais velho e com o troco, paguei o curso.

Quando decidi fazer o segundo curso dessa mesma formação, não precisei vender o carro, mas parcelei o curso em 12 vezes.

No terceiro curso, não vendi nada, paguei à vista e fui para o curso de carro novo.

O dinheiro tem uma coisa curiosa, o que você pensa em relação a ele se torna verdade para você. Quanto mais sofrida for sua relação com ele, menos dinheiro virá para a sua mão. Quanto mais você acreditar que não o merece, mais vai sofrer de falta dele. A explicação é simples, seu cérebro estando ocupando reclamando da falta de dinheiro não terá como se ocupar em procurar uma oportunidade para ganhá-lo.

Podemos aprender muito sobre a relação das pessoas com o dinheiro em um restaurante. Vou te contar o porquê:

Quando você vai a uma pizzaria, por qual lado do cardápio você escolhe a pizza?

Em um cardápio temos dois tipos de informação: o preço (lado direito) e os sabores (lado esquerdo).

Quando pedimos:

— Uma pizza meia calabresa, meia muçarela, por favor!

O garçom já sabe que provavelmente estamos combinando os valores mais baratos do cardápio e também tentando evitar o que diz aquela informação em letras miúdas: "Na escolha de mais de um sabor, o valor cobrado será o da pizza de maior valor".

Pedir um determinado sabor de pizza por ser mais barato, comprar uma roupa só porque está em promoção, aceitar um emprego só porque está parado mesmo, realizar uma tarefa só porque o chefe mandou; são atitudes que, a princípio, parecem não estarem relacionadas, mas a nossa forma de agir em cada uma dessas situações nos ensina um pouco sobre a nossa relação com o dinheiro.

Quando fazemos escolhas melhores e por motivos mais importantes, podemos até gastar um pouco mais, mas também nos engajamos mais para alcançar essa escolha e assim valorizamos nossos resultados. Mais que isso, acreditamos que merecemos aquilo que queremos!

A vida é assim, parecida com um cardápio, e o "lado" que usamos para determinar nossos desejos, sonhos e metas, faz toda a diferença.

Pedir refrigerante dois litros em vez de uma latinha e levar o que sobrou para casa, mesmo que sem gás e sem gelo, comprar roupa no supermercado e levar "de brinde" o cabide, comprar ovo da páscoa quebrado para ganhar um descontinho, sair para jantar com os amigos e na hora de dividir a conta verificar quem tomou refrigerante ou quem tomou água, pois a água é mais barata, não pagar os 10% do garçom, levar o xampu e o sabonetinho do hotel para casa, mesmo tendo um cheiro horroroso; podem ser sintomas, não de falta de dinheiro, mas de falta de compreensão do que o dinheiro realmente significa.

O mais importante não é ser rico, é ser próspero.

Pois quando somos prósperos sabemos colocar o dinheiro em seu devido lugar...

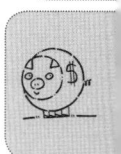

GASTANDO

Colocamos o dinheiro em seu devido lugar quando conseguimos transformá-lo em momentos de felicidade, de paz, de aprendizados e em oportunidades para ganhar mais dinheiro.

Você Mão Fechada:

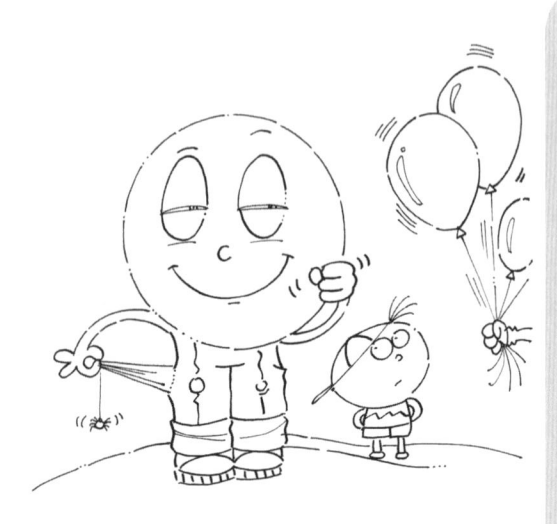

É Você quando: Está pão duro.
Clichê: Dinheiro não dá em árvore.
Se a vida tivesse trilha sonora tocaria: Pensei que era moleza, mas foi pura ilusão, conhecer o mundo inteiro sem gastar nenhum tostão... (Melô do Marinheiro – Paralamas do Sucesso)
Para pensar nessa hora: O avarento gasta mais no dia de sua morte do que em dez anos de vida, o herdeiro gasta mais em dez meses que o avarento em sua vida inteira. (Jean de La Bruyère)

Você Mão Aberta:

É Você quando: Gasta dinheiro sem controle.
Clichê: Caixão não tem gaveta.
Se a vida tivesse trilha sonora tocaria: Não quero dinheiro, eu só quero amar... (Não quero dinheiro – Tim Maia)
Para pensar nessa hora: Dinheiro no banco é como a pasta de dentes: Fácil de tirar, mas muito difícil voltar a pôr. (Aldo Cammarota)

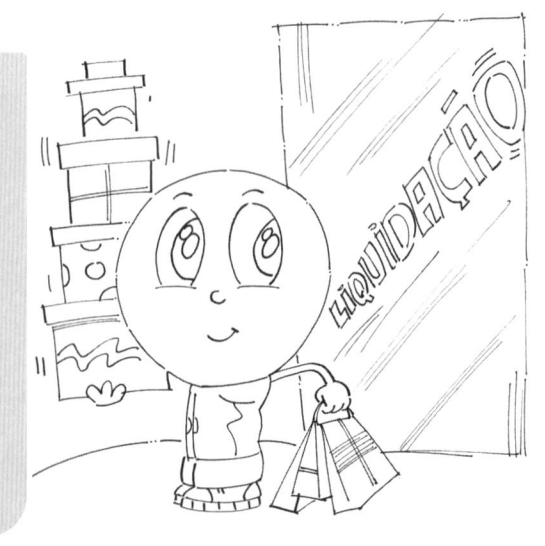

Quem tem dinheiro também entra no céu!

Outro dia, procurando no "Google" encontramos o nome e o telefone de um baloeiro. Nós ligamos, combinamos o dia, a hora e o lugar. Na noite anterior ao dia marcado, dormimos em um hotelzinho em Boituva e na hora certa estávamos lá, no ponto de encontro. Entregamos a ele alguns pedaços de papel que continham alguns números e a foto de animais em extinção. O papel estava meio gasto, amassado até. Mesmo assim, aquele simpático senhor guardou esses papeizinhos no bolso, nos ajudou a subir na cestinha, inflou o balão e voou, mais alto do que poderíamos imaginar. Ficamos tão leves e tão pequenos e num silêncio tão absoluto, que naquele momento o dinheiro não tinha mais significado nenhum.

— Que voo maravilhoso! – disse o piloto do nosso balão. — Olhem essa vista, aqui de cima tudo parece perfeito! Sintam esse vento batendo no rosto! Dá para acreditar? Vocês estão me pagando para fazer isso!

Estávamos no céu e foi lá que eu descobri que o dinheiro é um pedaço de papel mágico.

É só você decidir o que quer e tê-lo em mãos e a mágica acontece.

Funciona assim:

Você faz o pedido:

"Pequenos prazeres" e o dinheiro se transforma em sorvete, cinema, um jantar à luz de velas com o seu amor com direito ao melhor vinho da casa. Ingressos para o teatro, sapato novo, bolsa nova, maquiagem, aquele perfume, um celular ultramoderno. Um livro, ou dois, ou três.

"Sonhos" e o dinheiro vira uma casa própria, uma TV LCD de 50 polegadas para ver os jogos da copa, o filme preferido e até a novela, uma coleção inteirinha de DVDs só pra você, um notebook, um carro novo, um passeio de helicóptero ou de balão.

Dinheiro é um bem versátil, se você pensou no futuro tem uma poupança, se pensou no presente, está arrumando as malas para fazer a viagem dos seus sonhos.

"Ficar bonita", o dinheiro compra a plástica na barriga, no nariz, nos peitos ou em tudo isso de uma só vez e ainda pode pagar creme anti-idade, adstringente, esfoliante, manicure, escova progressiva.

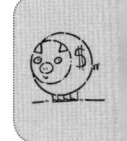

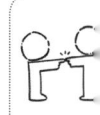

"Paz" e ele quita a conta de luz, de água e de gás, além do plano de saúde, da escola dos filhos, a faculdade, a prestação do carnê, a mesada dos filhos e até da ex-mulher. Ufa!

"Amor", embrulhado para presente, e você compra aquele videogame que seu filho caçula tanto pedia e o filhote de Labrador que seu outro filho sempre sonhou. Compra também um sofá, um tapete e uma porta novos para substituir aqueles que o Labrador do seu filho destruiu. Paga ainda a festa de casamento da sua filha que se você pudesse fazê-la mudar de ideia, você faria. E o vestido de formatura da outra filha? Puxa... como ela estava linda! E a cara da sua mãe quando você chegou, de surpresa, com aquele presente que ela tanto queria? O dinheiro se foi, mas tudo isso ficou. E as fotos que você, vira e mexe, se pega olhando, não tem dinheiro que pague.

Dinheiro, aquele pedaço de papel mágico que logo após se transformar em qualquer coisa que seja "Pluft", ele desaparece.

Até mesmo as crianças sabem bem da capacidade mágica que o dinheiro tem de se transformar em algo que queremos. Mas o que as crianças também sabem e que muitos de nós, adultos, acabam esquecendo é o valor que os amigos, que a risada, que o "colo", que um abraço, que o jogo e que a brincadeira têm.

E para que um jogo, uma piada, uma festa, uma reunião, uma empresa, um livro, uma peça de teatro ou qualquer outra grande realização aconteça não basta ter dinheiro, também precisamos de pessoas.

Sem amigos, até a melhor e mais gelada das cervejas perde a graça, a palavra "churrasco" perde o significado, o trabalho fica chato, seu aniversário se torna um dia como qualquer outro e o tropeção que você dá no meio da rua não tem graça nenhuma.

Para podermos aproveitar a mágica que o dinheiro faz é preciso lembrar que existe mais gente também, além da gente.

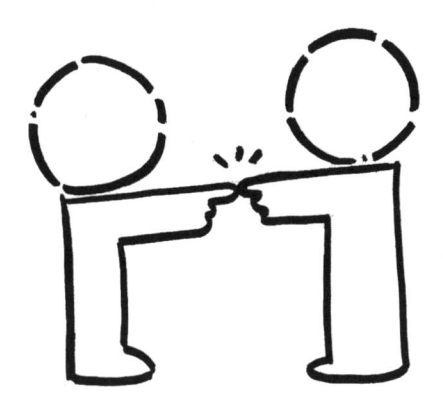

Você e o outro!

Preconceito tem remédio!

Há algumas semanas, estava comprando artigos de higiene em uma farmácia perto de casa com meu filho. Percebo então que o Gabriel estava parado no meio da farmácia olhando para algo que estava acontecendo do lado de fora, pela porta de vidro. E não era só ele, no lado de dentro da farmácia, estava se juntando uma pequena plateia. Um casal cochichava entre si coisas que não dava para ouvir. Uma senhora cutucou a outra que colocou a mão na testa, ambas balançaram a cabeça de um lado para o outro em sinal de negação – o gesto me lembrava a expressão que minha mãe sempre faz quando considera que algo é "um absurdo". Uma mulher que estava com a filha pequena, puxou a menina para perto de uma prateleira e a distraiu para que não visse o que estava acontecendo. Fui até lá ver o que era. Na calçada, bem na frente da porta da farmácia, estavam dois rapazes se abraçando e se beijando apaixonadamente. Não disse nada, voltei para o corredor e continuei colocando as coisas de que precisava na minha cestinha.

De repente, vejo o Gabriel do meu lado:

— Mãe, me explica uma coisa! Se dois homens estão se abraçando e se beijando, é porque eles estão apaixonados né? – perguntou.

— É! Essa é a razão que geralmente levam duas pessoas a se beijarem! – expliquei.

— Ah, tá! Então já entendi – concluiu sorrindo, sem demonstrar nenhuma preocupação ou ironia. E arrematou: — Posso comprar "pastilhas Valda"?

Que sensação boa!

Estou criando um menino muito bacana e flexível para o mundo.

FLEXIBILIDADE

Flexibilidade significa olhar a vida do máximo de pontos de vista possível. Só assim poderemos verdadeiramente ver melhor!

Você no Quadrado:

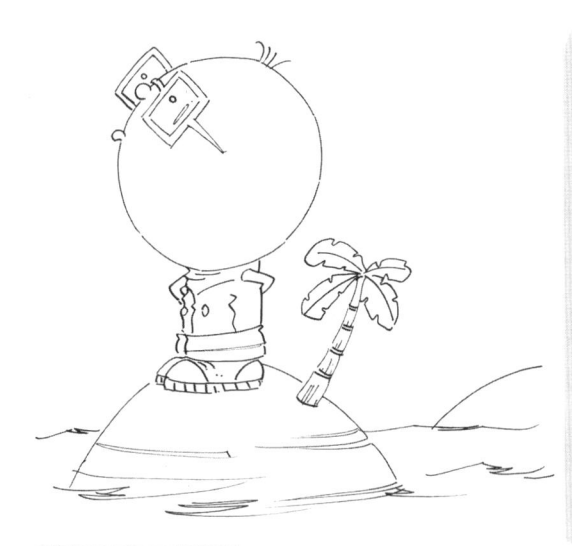

É Você quando: Está inflexível ou é preconceituoso.

Clichê: Cada macaco no seu galho.

Se a vida tivesse trilha sonora tocaria: O mundo é pequeno demais pra nós dois... (Menina veneno – Ritchie)

Para pensar nessa hora: E aqueles que foram vistos dançando foram julgados insanos por aqueles que não podiam escutar a música. (Nietzsche)

Você sem Clichê:

É Você quando: Compreende que o outro é o outro.

Clichê: Cada cabeça uma sentença.

Se a vida tivesse trilha sonora tocaria: Nem toda feiticeira é corcunda, nem toda brasileira é bunda, meu peito não é de silicone. Sou mais macho que muito homem. (Pagu – Maria Rita)

Para pensar nessa hora: Sonho que meus bisnetos viverão numa nação onde não serão julgados pela cor da pele, mas pelo seu caráter. (Martin Luther King)

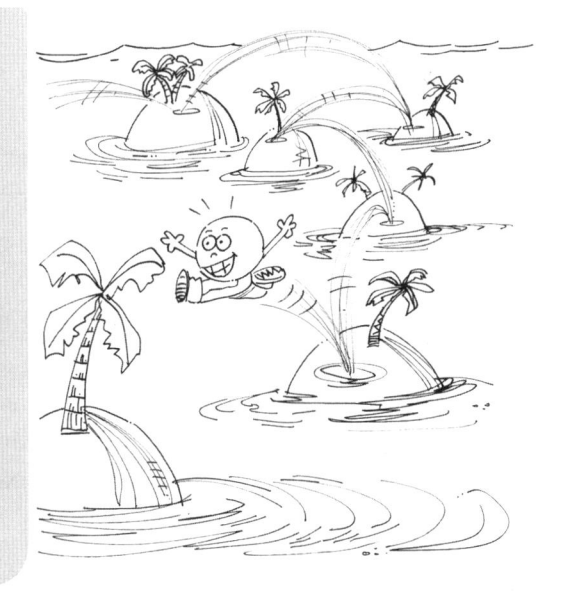

Café com surpresa!

Sempre que vou para São Paulo a trabalho, aproveito para encontrar amigos meus que moram lá. No início desse ano, eu estava com dois dos meus melhores amigos na mesa de uma padaria batendo papo e tomando cappuccino. O Matheus é a pessoa mais divertida e criativa que já conheci. Nosso relacionamento só tem um problema, não consigo distinguir quando ele está falando sério e quando está fazendo piada. Já o Luiz Henrique é meu amigo mais "tradicional". Padrasto amoroso, esposo dedicado, não fuma, não usa drogas, se veste de forma careta, trabalhador esforçado e talentoso.

— Olha, faz um tempo que estou pensando e decidi contar para vocês algo da minha vida que eu não contei nem mesmo para os meus amigos do trabalho que já me conhecem há mais de 8 anos – disse Luiz Henrique, com a voz tensa.

— Ai meu Deus! Ele vai dizer que matou alguém! – pensei.

— Ah, não vai me dizer que você fez cirurgia de mudança de sexo? – perguntou Matheus com aquele jeito de quem quer cortar no mesmo momento o tom sério da conversa.

— Cala a boca Matheus! Deixa ele falar! É óbvio que não é isso, o cara é todo peludo. Olha o braço dele! Ah, fica quieto – interrompi.

— É... – disse Luiz Henrique, baixando os olhos na mesa. — Quer dizer... É isso!

— Como assim??? – perguntei, já assustada.

— Não estou entendendo! – disse Matheus tombando a cabeça para o lado, igual o que meu cachorro, Dollar, faz quanto tenta entender o que a gente fala. Pareceu-me sério dessa vez.

— Na verdade, sou transexual. Nasci com o que chamam de Transtorno de Identidade de Gênero. Nasci "biologicamente", como uma menina, mas por dentro sempre fui um menino – Luiz Henrique foi contando, sem deixar, em nenhum momento, seu olhar cruzar o meu.

Enquanto ele falava, era como se em meu cérebro, as gavetas onde ficam todos os arquivos se abrissem e as informações voassem como papéis no meio de uma ventania. Os pensamentos ficaram embaralhados e eu nem percebi que estava mexendo a colherzinha do cappuccino com a velocidade de quem faz um omelete.

Matheus fazia uma cara de "ponto de interrogação" e tombava mais a cabeça à medida que Luiz Henrique se aprofundava na sua autobiografia.

— Sempre fui assim. Um menino. Não sabia o porquê deste "erro" da natureza e não entendia por que isso tinha que acontecer justo comigo. Quando eu era pequeno deitava na minha cama e fechava os olhos, bem forte, porque imaginava que assim poderia me transformar em um menino de verdade. Ou, quem sabe até, se eu tivesse um pouco mais de sorte, no Super-Homem.

— Mas eu não estou entendendo! – Matheus ainda estava confuso. E devo confessar que eu também.

— É porque agora eu já passei por todo o processo de tratamentos e cirurgias – explicou Luiz Henrique. — Minha aparência sempre foi esta que tenho hoje, mas tive que fazer algumas cirurgias e também tive que entrar com um processo judicial para a troca dos meus documentos.

E ao longo da conversa, muitas fichas foram caindo. Quer dizer que meu amigo mais "careta" era transexual? Na minha cabeça um transexual era alguém extravagante, exagerado, de salto alto, que entra nos lugares gritando e gesticulando, com uma echarpe de oncinha no pescoço. Nunca imaginei que existiam Homens Transexuais. A TV deve ter me ensinado errado e naturalmente meu preconceito gritou dentro de mim.

Por outro lado, me senti especial por ele ter confiado em mim a ponto de me contar algo tão íntimo e tão delicado sobre a sua história. Para mim, não mudava nada. Ele continuaria sendo meu amigo como antes, ou melhor, mudaria sim, agora eu tinha, além de todos os sentimentos bons que já existiam, também orgulho. Não por ele ter nos contado, mas por ter tido a coragem de viver a sua vida como achou que deveria. Essa é uma das coisas mais difíceis de todas. Sair do armário. Termos a coragem de nos assumir como somos, mesmo diferentes. E eu não estou falando apenas de sexualidade.

Somos amigos até hoje. Ele e meu marido acabaram se tornaram grandes amigos também e ultimamente andam gastando uma fortuna por mês com cervejas caras.

Para isso tive que mandar meu preconceito calar a boca e me permitir conhecê-lo de verdade, juntamente à sua história de vida. Tive que rever os meus conceitos mais uma vez como já havia feito antes, tantas vezes, mas dessa vez seria preciso reestruturar meus pensamentos e organizar todos aqueles arquivos que ficaram bagunçados dentro da minha cabeça de outra maneira, pois do jeito que estavam, não funcionaria mais.

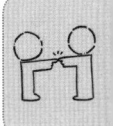

De vez em quando me pego repetindo várias vezes para mim mesma, na tentativa de aceitar que os outros tem todo o direito de agir ou pensar de uma forma diferente da minha:

— Eu sou eu. O outro é o outro. Eu sou eu. O outro é o outro...

Quando finalmente conseguimos compreender algo assim, tão simples e tão óbvio, compreendemos também que não é preciso concordar com absolutamente nada que o outro pense, queira ou faça, pois a única coisa que precisamos ter em comum é o respeito uns pelos outros.

E se pararmos um momento para pensar no mundo em que vivemos, veremos que os outros são na verdade "os muitos":

Hoje no mundo somos mais de 7 bilhões de pessoas.

Enquanto algumas colocam casaco, outras sentem calor na mesma temperatura.

Tem aqueles que gostam de funk e os que só ouvem música clássica.

Tem quem mede mais de dois metros e existem pessoas, adultas, com menos de um. Quem pesa mais de 150 quilos e se sente bem e quem pesa menos de 50 e se acha gordo.

Tem os que trocam de carro todos os anos e os que jamais vão ter um carro. Tem também aquele que tem carro, mas tem medo de dirigir. Quem só anda de ônibus e quem morre de medo de avião.

Alguns dormem quatro horas por noite, outros precisam dormir oito, mas tem quem durma doze e ainda fique com sono. Outros tomam remédio para dormir.

Temos pessoas falando mais de 6 mil línguas diferentes em mais de 190 países que possuem suas próprias culturas, histórias e crenças.

São dezenas de religiões e cada uma com a sua quantidade determinada de deuses. Existem aqueles que não têm Deus nenhum. Existem aqueles que têm um só. Alguns acreditam em fadas, outros em duendes, alguns no Papa. Tem os que precisam da ciência para acreditar e os que precisam se arrepiar para acreditar.

Alguns sabem tocar instrumentos musicais, outros dançam, alguns cantam, muitos desafinam.

A maioria de nós vê colorido, alguns veem a cor diferente dos outros. Tem gente que não vê, pelo menos não com os olhos.

Ainda tem quem case virgem e aquele que decide não casar nunca. Tem quem faz voto de castidade, quem tem onze filhos, quem não tem filho porque não quer e quem não tem porque não pode. Tem quem fique casado cinquenta anos, os que se separam com dois meses e os que ficam casados mesmo infelizes. Tem aquele que queria casar com alguém do mesmo sexo, mas ainda não pode e tem o que já, felizmente, casou.

Mães que amamentam por 2 anos. Mães que amamentam por 2 dias. E mães que não amamentam, porque caem os peitos, e seus filhos vão muito bem, obrigado.

Tem gente que come bicho morto, bem assado na churrasqueira. Tem gente que só come planta. Tem quem se alimenta de luz, de formigas e até mesmo de xixi.

Existem aqueles que saltam de paraquedas e os que têm medo de elevador.

Os que querem conquistar o mundo e os que sonham com um sítio, uma rede e um pé de fruta. Tem quem tem cachorro para amar, cachorro para trabalhar ou cachorro para passear.

Mais de 500 milhões de pessoas têm tatuagens.

Mais de 50 milhões de mulheres usam silicone.

Tem gente que morre cedo, tem gente que dura mais de cem anos e tem alguns que se matam.

São mais de 50 trilhões de dólares em circulação no mundo. E uma parte bem pequena disso passará pela sua mão. Tem gente que investe tudo. Tem gente que gasta tudo. Tem quem compre muito. Tem quem não tem nada e pede.

Tem gente que nem sabe ler, tem quem é PHD.

Tem aqueles que sonham dar a volta ao mundo, tem aqueles que já deram, os que viajam para o exterior todo ano e aqueles que jamais sairão da cidade em que nasceram.

E ainda assim, você acredita que a sua opinião é a correta?

Quando passamos a prestar mais atenção no que acontece fora da gente não só passamos a entender melhor o outro, mas também a compreender o efeito que nós causamos nos outros. E assim temos a chance de aprender, mudar e melhorar.

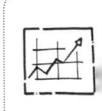

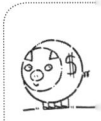

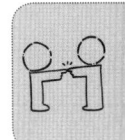

BOM SENSO

As quatro regras básicas para aprender a ter bom senso: Pensar antes. Agir apenas depois de pensar. Olhar a cara das pessoas e observar se você deu algum fora. E aprender alguma coisa com isso!

Você Chato:

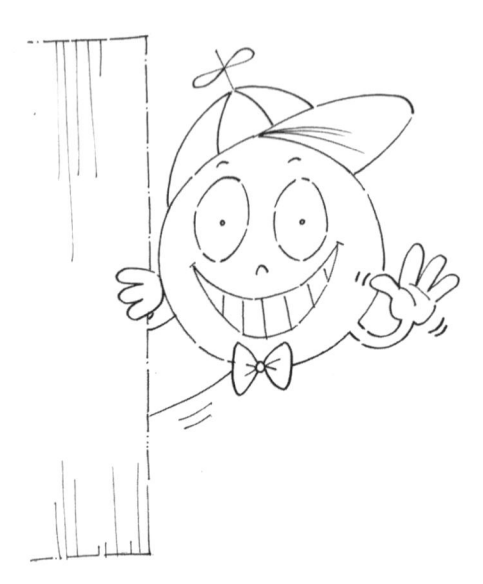

É Você quando: Acha que está "abafando"!

Clichê: Feio é roubar e não poder carregar.

Se a vida tivesse trilha sonora tocaria: Sai da minha aba sai pra lá, não aturo mais você... (Sai da minha aba – Alexandre Pires)

Para pensar nessa hora: É preciso ter muito bom senso para sentirmos que não temos nenhum (Pierre Marivaux).

Você com "Desconfiômetro":

É Você quando: Age com bom senso.

Clichê: Homem é como fósforo, sem cabeça não vale nada.

Se a vida tivesse trilha sonora tocaria: E não tem coceira, verruga nem frieira, nem falta de maneira ela não tem. (Ciranda da Bailarina – Chico Buarque)

Para pensar nessa hora: Eu prefiro o erro do entusiasmo à indiferença do bom senso. (Anatole France).

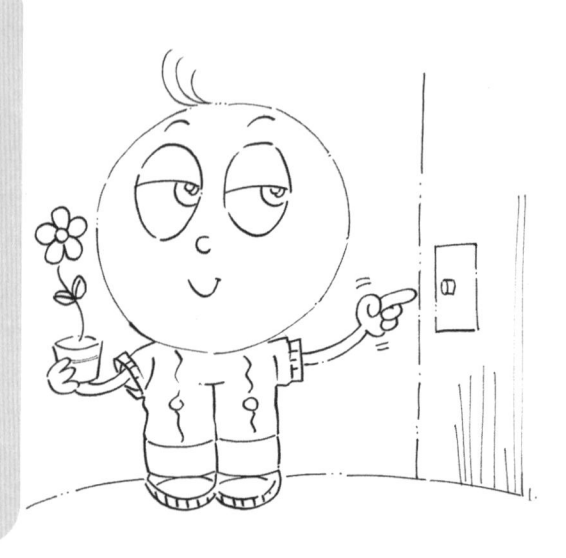

Desconfiômetro...

Para mim é impossível pensar em bom senso, ou na falta dele, sem lembrar dessa história que vou lhe contar agora. Estava no Rio de Janeiro fazendo um curso, saí à noite com mais 3 colegas do mesmo curso para pegar um táxi e procurarmos um restaurante para jantar. Fizemos o sinal, o táxi, um Uno amarelo, parou. Nós entramos, três atrás, um na frente. O taxista, muito simpático nos indicou um restaurante em Copacabana. Aceitamos a sugestão, o taxista se pôs a caminho e o táxi ficou em silêncio por alguns segundos.

— Olha, vou falar uma coisa para vocês – disse um dos colegas para o restante de nós. — Jamais viagem de Uno. Esse carro é péssimo. Além de super desconfortável é muito inseguro, já viram como a lataria é mole? Olha isso: Toc toc – disse enquanto batia na parte de metal da porta. — Funciona assim: bateu, morreu. Amassa o carro e te amassa junto. Nem sei por que vocês foram dar sinal justo para esse carro parar. Imagina, com tanto táxi que tem no Rio de Janeiro, irmos de Uno para Copacabana? Isso sem dizer o quanto um Uno consegue ser feio, todo quadrado, além de apertado. Olha isso aqui – apontou a parte interna da porta. — Todo mal acabado. Não parece feito de "lego"?

As pessoas ficaram mudas. Ninguém falou nada, nem mesmo o taxista. Todos se sentiram mal e acabaram comentando, depois, sobre o ocorrido. Menos quem deveria. Esse, deve acreditar até hoje que fez muito bem em abrir os olhos dos demais e alertar sobre os "riscos" de andar de Uno. Mas será que alguém já o alertou que é mais perigoso morrer de "porrada" sendo chato, do que andando de Uno?

E eu me perguntei:
— Será que é possível ensinar "bom senso" a alguém?
Eu acredito que é possível.
Eu aprendi!
Por quê, então, não existe, ainda, um curso de bom senso? É simples. Porque o bom senso é aprendido com um professor um pouco diferente: o olhar. Foi o olhar da minha mãe que me ensinou o que sei de bom senso. O olhar da Dona Bárbara chegava a arder. Apontava, diretamente, o meu comportamento inconveniente, como uma lupa faz com a luz do sol quan-

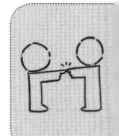

do apontada para uma formiga. Não era preciso palavras para que eu soubesse que estava exagerando e que era para parar de fazer o que quer que fosse que eu estivesse fazendo. Eu sabia que era a hora de parar de falar, de gritar, de dançar, de contar uma determinada história. Sabia que estava dando um fora. Eu sabia quando era hora de dar "boa noite" e ir dormir, ou que era hora de ir tomar banho, escovar os dentes. Eu simplesmente sabia.

Alguns tabefes me ensinaram, é verdade, a interpretar aquele olhar.

Atualmente, o "tabefe" foi proibido. Talvez, por isso, poucos pais ainda dão esse curso de bom senso aos filhos, e muitos crescem sem ter aprendido regras básicas de como não ser alguém "duro de aturar".

Acontece que se a mãe, o pai, os tios ou os avós não dão "tabefes" a vida dará. Se a mãe não deu olhares no melhor estilo "Lição de bom senso", as pessoas que cruzarem o seu caminho, inevitavelmente, darão.

Mas para percebê-los é preciso, não apenas estar atento, mas também disposto a enxergar que dentro da gente mora um chato.

Na próxima vez que perceber algum olhar vindo insistentemente e diretamente na sua direção, antes de resmungar um "tá olhando o quê?", tome consciência do seu próprio comportamento e se pergunte se não é o momento em que seria mais conveniente parar de falar palavrão, de beber, de fazer curvas como um maluco, de comer de boca aberta, de tratar mal o garçom, de reclamar, de fazer barulhos estranhos enquanto come, de tocar as pessoas enquanto fala, de rir muitos decibéis acima do necessário, de atropelar os outros na hora de falar ou de se servir, de furar a fila, de querer ser o centro das atenções ou de expor os outros nas coisas que diz ou de fazer qualquer outra coisa que esteja fazendo e que pode estar incomodando, agredindo ou provocando as pessoas à sua volta.

O grande problema do chato é que ele não sabe que está sendo chato. Ele tem convicção que está sendo engraçado ou inteligente.

Nas poucas vezes que não entendi o que minha mãe quis me dizer com o olhar, ouvi:

— Tenha "desconfiômetro"!

Minha mãe é uma mulher que possuía um rico e vasto vocabulário e mesmo assim não precisava de nenhuma palavra para que eu entendesse exatamente o que ela queria!

Não é incrível?

Hoje, quando preciso dar uma lição no Gabriel, eu falo, falo de novo, repito mais uma vez, então conto uma história para exemplificar e mesmo assim fico na dúvida se fui compreendida.

Outro dia, portanto, bem no meio de um "sermão" ele me interrompeu:

— Ah, agora entendi porque você é palestrante. Não é que você faz mesmo um "discurso" direitinho!

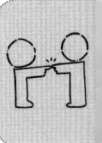

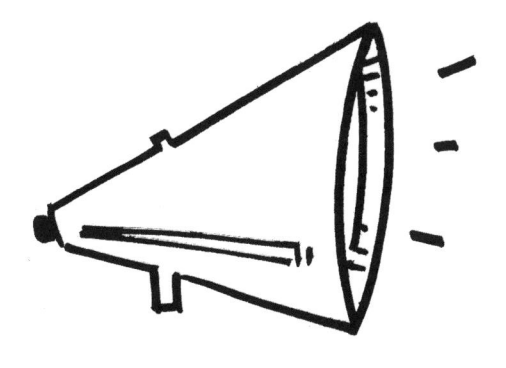

Você e a comunicação!

Mini palestrante

Lembro-me dos Natais da minha infância. Minha mãe passava semanas enfeitando a casa, preparando a árvore e comprando os presentes. Ela planejava os pratos que seriam preparados, fazia as compras e cozinhava. Para cada convidado havia um presente embaixo da árvore. Na mesa, os pratos salgados, as frutas, os doces eram decorados e faziam a festa ainda mais linda. Mas o que eu mais gostava era que a casa ficava cheia de gente. Amigos da minha mãe, os músicos da banda do meu pai, a nona, mãe do meu pai, meus primos por parte de pai, minha avó materna, todos estavam lá. Quando eu via toda essa gente junta só um pensamento passava pela minha cabeça:

— Oba! Hoje eu tenho plateia!

E eu ia, de grupo em grupo, contar as minhas histórias.

Minha mãe, quando via que eu estava há horas contando "causos" para as pessoas, me pegava pelo braço:

— Vá para o seu quarto agora mesmo! E pare já de falar!

Às vezes, me pergunto:

— O que será que eu estaria fazendo hoje da minha vida se eu tivesse obedecido?

Não adianta, por mais que eu tenha tentado ser séria e contida, sou expansiva, barulhenta, falante e espontânea.

Quem me conhece, já sabe que meu sorriso é do tamanho da minha extroversão.

EXTROVERSÃO

Rir, comemorar e cantar são formas de felicidade que podem acontecer apenas dentro da gente. Agradecer, reconhecer e elogiar, só se tornam felicidade quando alcançam mais alguém.

Você Ilha:

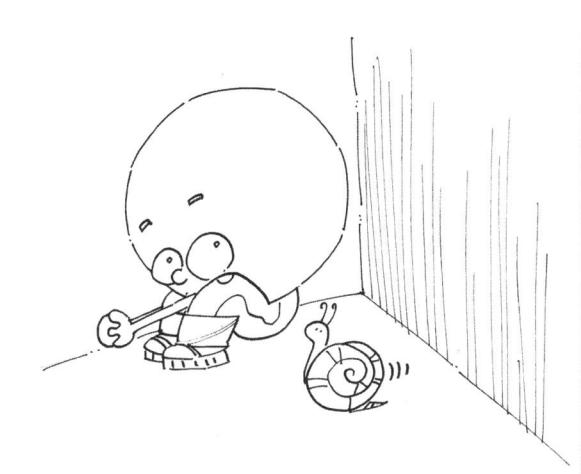

É Você quando: Está introvertido

Clichê: Quem escuta, de si ouve!

Se a vida tivesse trilha sonora tocaria: Eu caminhei sozinho pela rua, falei com as estrelas e com a lua... (Dormi na praça – Bruno e Marrone)

Para pensar nessa hora: Nenhum homem é uma ilha, somos todos parte de um mesmo continente. (John Donne)

Você Continente:

É Você quando: Está extrovertido

Clichê: Quem tem boca vai a Roma.

Se a vida tivesse trilha sonora tocaria: Ah, se o mundo inteiro me pudesse ouvir, tenho muito pra contar, dizer que aprendi... (Azul da cor do mar – Tim Maia)

Para pensar nessa hora: Somos todos ilhas, vivendo em um mar comum. (Anne Morrow Lindbergh)

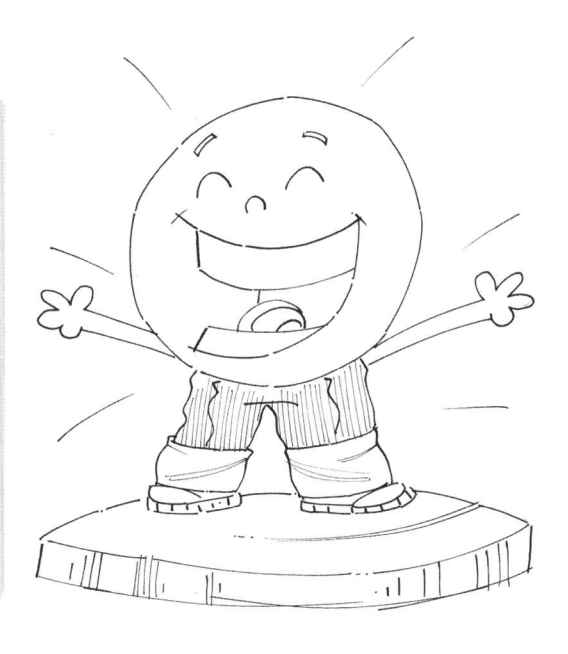

Caçadores de nudibrânquios

Como já lhe contei, adoro mergulhar. No fundo do mar entro em contato com um silêncio único, que é impossível de encontrá-lo "aqui em cima". É com a cabeça debaixo d'água que posso ouvir, sem interrupções o som da minha própria respiração e marcar o tão esperado encontro comigo mesma. Mergulhando eu percebo o quanto eu gosto da minha companhia e como, mesmo com muitos outros mergulhadores em volta, eu estou sozinha de verdade. É um momento um tanto "egoísta" em que só me preocupo comigo mesma e ao mesmo tempo, humilde, pois percebo que sou tão pequena e tão insignificante quanto um nudibrânquio ou uma lesminha do mar.

O mergulho também representa para mim um grande desafio, pois nos cinquenta ou sessenta minutos que ele dura, mesmo com minha dupla do meu lado, não consigo falar com ninguém além de mim mesma.

É, essa sou eu, preciso estar com 25 metros de água sobre a minha cabeça para ficar quieta por uma hora inteira.

Sou naturalmente continente, mas preciso agendar uma hora comigo mesma para me tornar ilha de vez em quando.

Ilhas e continentes

Ser ilha é compreender que por mais gente que tenha à sua volta, você é singular. Sua percepção é apenas sua, seu sentimento é só seu e seu ponto de vista sobre algo, é único, exclusivo. É perceber que por mais que façamos força para sermos iguais, somos diferentes. É ser diferente por mais que digamos: Somos todos iguais!

Você foi ilha naquele recreio na escola que tomou seu lanche sozinho, quando sua mãe te deixou de castigo no quarto, quando discutiu com a pessoa que ama.

Somos ilhas nos momentos em que vivemos uma grande vitória ou um grande fracasso, em momentos de reflexão e cada vez que tomamos consciência de uma percepção ou sentimento.

Você foi ilha, mesmo sem ser deserta, quando se sentiu sozinho no meio de um monte de gente, quando percebeu que era para o outro lado que gostaria de ir e não para o mesmo lado da maioria.

Somos ilhas escrevendo, lendo e também no cinema, menos no momento de um beijo, quando o tempo para, mas o filme não. Nessa hora não fomos ilha, fomos fogos de artifício.

Ser ilha é ser genial muitas vezes, é ter ideias próprias e lutar por elas. É não perder a individualidade, mesmo fazendo parte de uma equipe, de uma família, de um grupo, de um casal.

Já ser continente é ser plural, ser homogêneo, fazer parte e estar junto.

Você foi continente brincando no gira-gira com seus amigos quando era criança, quando foi carregado no colo pelo seu pai e naquela reunião, quando uma ideia brilhante veio à tona sem que tivesse sido possível definir quem foi realmente seu autor. Você é continente quando lidera sua equipe ou quando fez parte de uma.

Sou assim, no trabalho em equipe quero ser continente. Se não preciso de gente para trabalhar comigo, posso ficar na minha "ilha office", se estou em uma empresa com um monte de gente, faço questão de ser "continente office".

Quando sou continente é porque eu quero aprender, ensinar, dividir, multiplicar, concordar e discordar. Assim, sou inteira e sou parte ao mesmo tempo.

Temos a capacidade de ser ilha ou continente quando bem entendermos. Conectamo-nos e nos transformamos em continentes sempre que estamos, por qualquer razão, dispostos a "com partilhar" e a "com viver" formando um "com junto"!

Se você já percebeu que não dependemos de outra pessoa para ser feliz, você aprendeu a ser ilha.

Se você já descobriu como ser feliz ao lado de alguém, respeitando esse alguém pelo outro que é, você já sabe ser continente.

Acredito que, muitas vezes na vida, o segredo da felicidade é esse aprendizado de saber ser ilha e estar feliz com isso e saber ser continente e se sentir bem assim também.

Eu adoro ser continente, mas quando quero ser ilha, mergulho, mesmo longe do mar. Tomo um banho de banheira, leio um livro, ouço uma boa música, vejo um filme ou durmo. E se, por acaso, quando você se encontrar consigo mesmo em um desses momentos, acontecer de se sentir desconfortável, é porque talvez não esteja sendo honesto com a única pessoa a quem deva isso: Você mesmo!

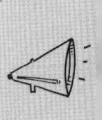

HONESTIDADE

Em uma situação existem sempre tantas verdades quanto pessoas envolvidas, mais uma.

Você de Pernas Curtas:

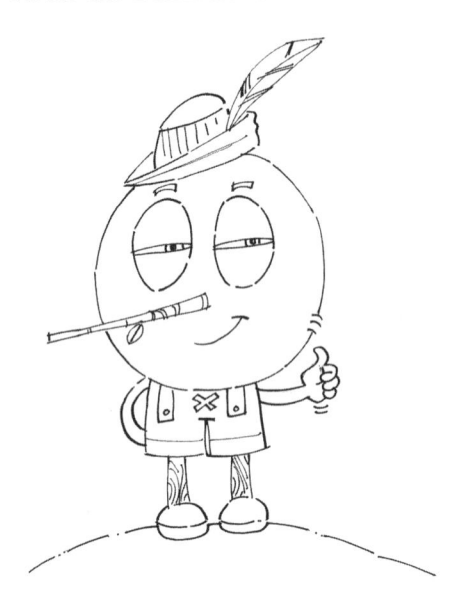

É Você quando: Mente

Clichê: Quem conta um conto aumenta um ponto.

Se a vida tivesse trilha sonora tocaria: Quando eu digo que deixei de te amar, é porque eu te amo. Quando eu digo que não quero mais você, é porque eu te quero... (Evidências – Chitãozinho e Xororó)

Para pensar nessa hora: Fiquei magoado, não por teres mentido, mas por não poder voltar a acreditar em você. (Friedrich Nietzsche)

Você Super Sincero:

É Você quando: Fala a verdade, doa a quem doer.

Clichê: A verdade dói.

Se a vida tivesse trilha sonora tocaria: Pra falar a verdade, na realidade... (Pra falar a verdade – Daniel)

Para pensar nessa hora: O que é pior, a chamada mentira piedosa ou a verdade cruel? (Millôr Fernandes)

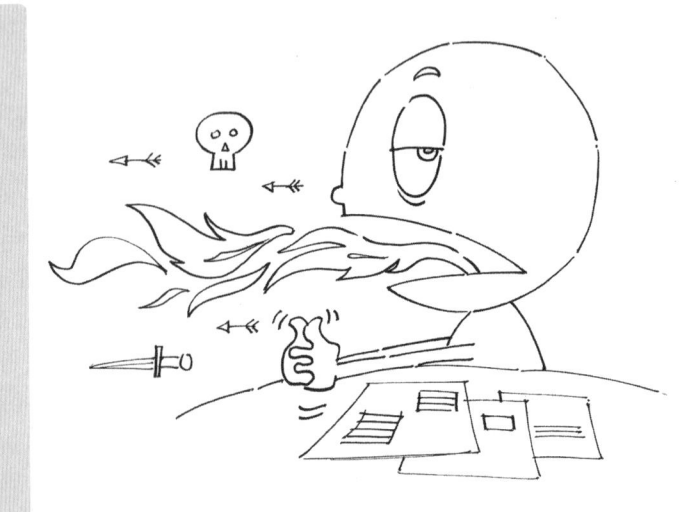

Que mentira, que lorota boa!

Quando alguém lhe pergunta coisas como:

— Meu corte de cabelo ficou bom?

— Estou de dieta há dois meses, já dá para ver que eu emagreci?

— Meu bebê é lindo, não é?

— Você acha que minha avozinha, que está na UTI, vai sair dessa?

— Eu estava bonita de noiva?

— Você acha que eu serei aprovada na entrevista de emprego?

Mesmo que a resposta, em seu pensamento, seja:

— Não!

É muito mais honesto mentir!

Mas quando alguém estiver o aplaudindo é preciso que o motivo seja real. Se não, você pode estar tentando se separar da única pessoa que não poderá evitar jamais.

Eu fico imaginando como acontece quando aquela pessoa, que mente o tempo todo sobre suas conquistas e engana a todas as pessoas que o amam, olha no espelho.

E foi pensando em uma pessoa real, que amo verdadeiramente, apesar de há algum tempo não ter mais nem ideia de quem essa pessoa seja realmente, que escrevi essa fábula.

Acredito que você será capaz de identificar, todas as verdades contidas nesse "faz de conta" que irá ler agora.

A falta que um "Grilo Falante" faz na vida de um mentiroso:

Era uma vez um menino muito mentiroso. Se isso era uma questão de genética ou um mero "meio de vida", ninguém sabia; alguns poucos se perguntavam. Seu nome, Pinóquio Neto, já denunciava: ele era mesmo o neto daquele personagem tão famoso e tão mentiroso que você já conhece.

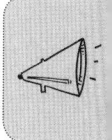

O nariz dele, assim como o do avô famoso, também crescia cada vez que ele mentia, mas como ele mentia muito, ainda mais que o Pinóquio original, isso acabou se transformando em um problemão. Para resolver isso, Pinóquio Neto mandou fazer uma cirurgia em seu nariz e assim, depois de uma semana em recuperação, seu nariz não crescia mais e ele teve liberdade para contar todas as mentiras que ele quisesse daí em diante.

Pinóquio Neto, muito inteligente e muito criativo, sempre tirou boas notas na escola e era o queridinho da mãe dele, que ficava sempre muito orgulhosa pelo talento que seu filho tinha de criar histórias. Todos gostavam de ouvi-lo e isso fez com que percebesse que suas histórias eram muito mais interessantes que sua vida real, que com elas, podia impressionar as pessoas, ser admirado, querido e mais que isso, receber apoio e dar orgulho aos seus pais. Foi aprendendo, a cada mentira que contava, que era muito mais fácil ter sucesso de mentira do que sucesso de verdade, já que este demorava mais e dava muito mais trabalho. Ele descobriu que seria mais fácil ter "sorte" na vida se fosse assim. Nas histórias nós ditamos o rumo que as coisas têm, na vida real nem sempre. Na vida, as coisas são como são e as oportunidades nem sempre surgem do jeito que esperamos.

Assim, Pinóquio Neto foi levando a vida, com uma mentira aqui, outra ali. Para os amigos exagerava os problemas, dizia que seu pai sempre chegava bêbado em casa e batia na mãe, assim justificava seu comportamento muitas vezes egoísta. Já para a família exagerava suas conquistas, se dizia o preferido pelos professores que sempre o indicavam para os trabalhos mais importantes, o que explicaria o fato de não ter tempo para nada, nem para ninguém.

Pinóquio Neto entrou, na primeira tentativa, na faculdade da sua cidade, para o curso de pintar ursinhos, seus pais ficaram muito orgulhosos e tudo ia muito bem, se não fosse o fato que pintar ursinhos não era exatamente seu sonho. O que Pinóquio Neto dizia, apenas para os amigos mais íntimos, é que queria mesmo era aprender a fazer lindos enfeites para árvores de Natal, mas seus pais jamais o apoiariam.

— Fazer enfeites para árvore de Natal? Isso é uma grande bobagem. Como *hobby*, até que tudo bem, mas profissão de verdade é pintar ursinhos! – diziam eles, cada vez que o filho vinha com essa ideia de sonho de novo.

Acontece que, uma noite enquanto navegava pela internet, Pinóquio Neto descobriu que na Lapônia, uma pequena província localizada nas montanhas de Korvatunturi, Finlândia, viviam os melhores fazedores de enfeites para árvores de Natal de todo o mundo e era para lá que ele deveria ir. Para isso ele precisaria de mais uma mentira, pois a viagem seria impossível sem o apoio dos pais. Inventou então, que foi o vencedor de um concurso da Agência de Apoio ao Empreendedor Natalino, onde o prêmio seria um curso de três meses sobre como pintar ursinhos em tecido, justamente em Rovaniemi, capital da Lapônia. Nesse período, Pinóquio Neto conheceu muitos profissionais que faziam enfeites para árvores de Natal e fez também alguns amigos, que não poderia contar para seus pais, pois estes diziam que fazedores de enfeites para árvores de Natal são desocupados, vagabundos, que não são boas pessoas e, por isso, não eram boas companhias para seu filho, um futuro grande pintor de ursinhos.

Os três meses se passaram rapidamente, não era tempo suficiente, então mais uma mentira precisaria ser contada. E já que é para contar uma mentira, por que não contar logo uma mentira sensacional – perguntava-se Pinóquio Neto, já que criatividade para inventar histórias não era um problema para ele. Assim, numa ligação que fez aos seus pais, contou que um de seus professores havia reconhecido nele, o grande talento que tinha e o convidado para terminar a faculdade de pintar ursinhos lá na Finlândia e, não só isso, o professor também tinha oferecido a Pinóquio Neto 50% de desconto no curso e, como se não bastasse, ainda lhe deu a chance de fazer ao mesmo tempo, o curso de pintar patinhos. Seus pais choraram de emoção em saber que o filho não só voltaria formado do exterior em apenas três anos, mas ainda voltaria formado em duas faculdades tão valorizadas pelo mercado natalino daqui.

Assim, por três anos, mês a mês, seus pais depositavam metade do valor da mensalidade da faculdade, o valor do aluguel do apartamento e o dinheiro para o filho se manter e comprar os livros que precisaria para o curso. A cada ligação, que aconteciam teoricamente todas as terças e quintas no intervalo entre as aulas, Pinóquio Neto os enchia de orgulho contando sobre as aulas e elogios dos professores que já estavam tratando de conseguir um emprego para ele, já que era o aluno que melhor pintava ursinhos e, agora também patinhos, da sua classe. Seus pais transbordaram de felicidade e decidiram, por isso, vender um apartamento que tinham para lhe comprar também um trenó motorizado, com *air bag* e freios ABS, que lhe permitiria locomover-se com mais facilidade por aquela região tão gelada e montanhosa, sem sofrer tanto para chegar na universidade e em breve, também no trabalho.

Seus pais sonhavam com o dia que presenciariam seu único filho se formando. Fizeram o passaporte, tiraram o visto para a viagem e esperaram.

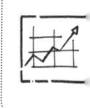

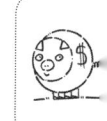

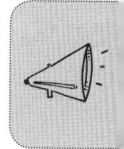

Pinóquio Neto teve, assim, que criar mais uma mentira, afinal, não podia decepcionar seus pais.

— Formaturas aqui são caras demais, vocês já me ajudaram tanto, não quero que ainda gastem esse dinheiro todo, além de tudo que já fizeram por mim – dizia ele, deixando seus pais ainda mais comovidos com toda essa compreensão.

Próximo ao fim da suposta faculdade, veio a invenção do emprego dos sonhos, justamente naquela que foi eleita a melhor empresa para pintadores de ursinhos trabalharem, na fábrica de brinquedos do Papai Noel, emprego esse, perfeitamente igual ao dos sonhos dos pais, que continuariam mandando dinheiro, afinal, o filho entraria como estagiário e não ganharia o suficiente para se manter, mas valeria o investimento, pois ele havia de crescer lá, aquele rapaz tão esforçado.

Como presente de formatura e para comemorar o emprego tão promissor, Pinóquio Neto ganhou de seus pais um apartamento no topo da montanha mais alta de Rovaniemi.

Seus pais, já que tinham tirado o visto para a formatura que não haveria, decidiram, assim mesmo, viajar até lá para matar a saudade e ajudar Pinóquio Neto a mobiliar seu apartamento.

Aquilo daria um trabalhão para Pinóquio Neto, pois seria preciso criar o cenário perfeito e tirar todos os indícios da vida que realmente levava lá. O amigo que morava com ele no apartamento deveria voltar para a casa dos pais por esse tempo e levar com ele todas as fitas, caixinhas, cordões, pedrinhas e laços que ocupavam boa parte do apartamento, além de todos os porta-retratos com fotos de todas as árvores de Natal que tinham montado juntos nos 4 últimos Natais. O que deu ainda mais trabalho foi conseguir um diploma falso para pendurar na parede, mas valeu a pena, pela felicidade dos pais, fotografando o diploma num quadro na parede onde estava escrito: Lapônia College confere a Pinóquio Neto o título de Pintador oficial de ursinhos e patinhos. Seus pais ficaram tão emocionados que nem perceberam que a data do diploma era anterior à data que Pinóquio Neto tinha dito que seria sua formatura, também não perceberam que a data registrada era um sábado e a secretaria das faculdades não abrem de sábado e muito menos observaram que o selo não condizia com o restante do diploma. Talvez não viram porque não sabiam disso, talvez não quiseram mesmo ver.

Seus pais, após duas semanas, voltaram para casa e Pinóquio Neto retomou sua vida de verdade, que ninguém desconfia qual seja e também, sua vida inventada. Menos de 6 meses depois, em sua ligação de rotina a seus pais, contou que, durante o trabalho, após um colega ter saído para almoçar, ele atendeu o telefone. Era o próprio Papai Noel, em pessoa, na linha; fazendo uma solicitação que ele prontamente atendeu. Por isso recebeu também uma promoção. Agora era doutor pintador de ursinhos e patinhos na fábrica de brinquedos do Papai Noel. Além de inteligente, esforçado, criativo, genial, esse menino também era sortudo! Exclamou a mãe para uma amiga mais tarde, no mesmo dia, quando contava sobre o sucesso do filho.

E assim Pinóquio Neto continuou com uma mentira, depois outra e logo via a necessidade de mentir mais uma vez. Seu nariz não crescia, a maioria das pessoas acreditava e se não acreditava ninguém dizia nada. As coisas pareciam mais fáceis assim. Tudo o levava a crer que as coisas corriam bem já que até hoje e depois de tantas mentiras contadas, ninguém nunca o desmentiu.

A cada mentira que contava, ele se transformava pouco a pouco em uma pessoa melhor para quem o via e, por isso, continuava mentindo, por isso não sentia culpa. Para ele, só havia vantagens, também devia ser bom para quem acreditava, afinal, ele só contava mentiras que faziam seus pais mais felizes.

Até o dia em que ele se olhou no espelho e teve uma surpresa assustadora.

A cada mentira que contava, Pinóquio Neto se transformava em uma pessoa melhor para quem o via. Assim existia para as pessoas como alguém brilhante, bem sucedido e realmente genial. Quem o conhecia o considerava o rapaz mais inteligente e sortudo de todos. Acontece que, diferente de seu avô famoso, a cada mentira que contava desaparecia uma parte do seu rosto no reflexo do espelho. Ele demorou a perceber que isso acontecia, pois estava tão envolvido criando suas histórias ou com tanta vergonha, culpa ou remorso, não sabemos ao certo, que mal se olhara no espelho durante esse tempo. Quando resolveu parar, por um instante, e dar uma boa olhada em si mesmo no espelho, não tinha mais nada para ver.

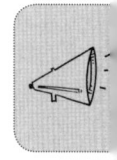

Acho que é impossível para um grande mentiroso praticar mergulho. Não deve ser fácil suportar um encontro tão íntimo consigo mesmo, quando tentamos ser quem não somos. Imagino que, nesse caso, o silêncio não seria fácil de suportar e a verdade ecoaria no fundo do mar produzindo ondas assustadoras lá em cima. Assim como dizem do tal "Efeito Borboleta": Um coração apaixonado batendo aqui no Brasil é capaz de produzir um terremoto lá no Canadá! O quê? Não é bem assim? Ah, tudo bem, eu confesso que devo ter feito mesmo uma grande confusão com a teoria do caos. Mas me responda uma coisa, existe caos maior do que aquele que acontece dentro da gente quando estamos apaixonados?

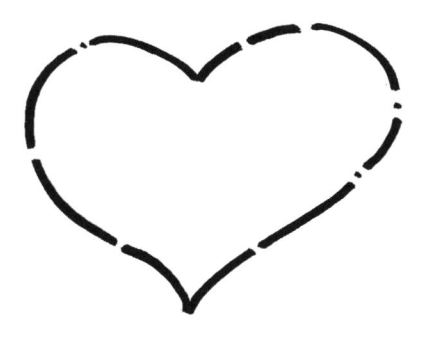

Você e o amor!

Não se reprima!

A coisa mais complicada que vejo no amor é conseguir gostar de alguém pelo que a pessoa realmente é. Normalmente nos apaixonamos por alguém que não existe em outro lugar que não em nossa imaginação. Talvez quando dizemos: Me apaixonei "perdidamente", é porque estamos perdidos mesmo, e bem no meio do caos.

A primeira vez que me apaixonei foi pelo Ray, dos Menudos. Tinha fotos dele pelo meu quarto inteiro. Adorava ficar ouvindo as músicas que ele cantava na minha vitrola enquanto acompanhava as letras e imaginando como seria nós dois andando pela praia de mãos dadas. Eu me casaria com ele e ele cantaria "Quero ser" para mim. Isso só não aconteceu porque ele não chegou a descobrir que eu existo.

Não faz mal, suspirei muito por ele mesmo assim!

A segunda vez que me apaixonei, foi por um menino da escola, que me lembrava muito o Ray, dos Menudos. Infelizmente não haviam cartazes desse menino para comprar na banca de jornal para que eu pudesse espalhar pelo meu quarto. Esse também foi um amor platônico e assim como o sósia famoso, eu acho que ele também nem soube que tinha uma fã.

Não vou listar todas as vezes que me apaixonei. A lista é longa e pela história que vem a seguir você vai perceber que levei um bom tempo para aprender a me apaixonar por "pessoas de verdade".

EXPECTATIVAS

Contos de fadas até podem ser reais, mas são tão raros que não vale a pena ficar esperando por eles!

Você Iludido no Amor:

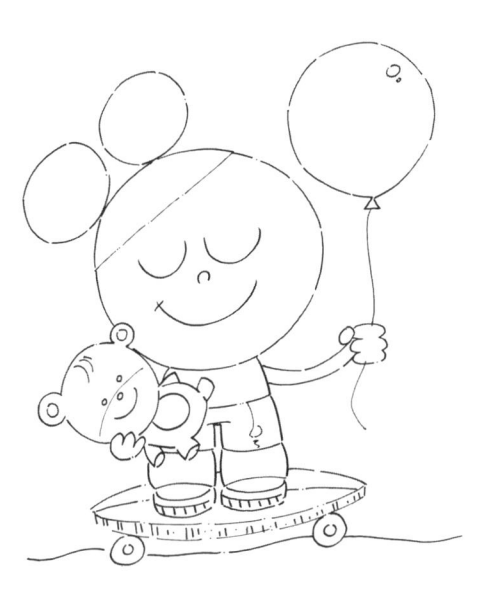

É Você quando: Acredita em conto de fadas.

Clichê: E foram felizes para sempre.

Se a vida tivesse trilha sonora tocaria: Será que errei a mão, as coisas são mais fáceis na televisão. Ainda encontro a fórmula do amor. (A fórmula do amor – Kid Abelha)

Para pensar nessa hora: Desperdiçar sofrimento com quem não merece, é como escrever poesia no papel higiênico e limpar a bunda com os sentimentos mais nobres. (Cazuza)

Você e o Amor de Verdade:

É Você quando: Mantém os pés no chão.

Clichê: Antes só que mal acompanhado.

Se a vida tivesse trilha sonora tocaria: Se tem medo de me acompanhar, pode deixar, eu me mando sem você... (É hora da virada – Ana Carolina)

Para pensar nessa hora: Toda mulher tem a vida amorosa que quer ter. (do filme: Muito bem acompanhada)

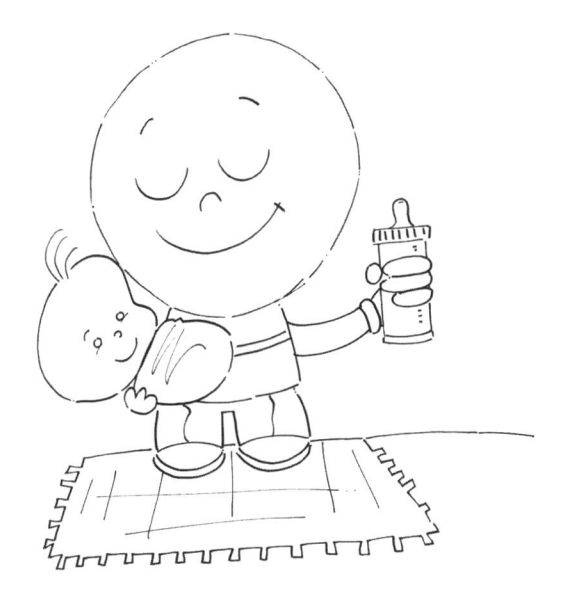

Quem tem um amigo sincero, pede bis...

Numa madrugada qualquer, de uns 4 anos atrás, estava vendo um filme no sofá com um amigo enquanto devorávamos caixas e mais caixas de "Bis". Eu tinha acabado de terminar um relacionamento que estava mais para "filme de terror" do que para uma história de amor e estava desabafando com ele, entre uma cena e outra, o quanto era injusto, mesmo depois de tudo o que eu tinha feito e investido no relacionamento, esse amor não ter dado certo.

— Branca, me diz uma coisa: Quantas roupinhas de príncipe você ainda tem no seu armário? – meu amigo Fernando me perguntou.

— Hein? – eu não tinha entendido o que ele queria dizer.

— Nada não. Só quero saber quantos sapos você ainda vai tentar transformar em príncipe! – explicou ele.

Esse papo acabou resultando nessa história que você vai ler agora:

A incrível arte de ser infeliz no amor

Uma vez, num reino muito distante, a linda princesa se achava gorda.

Em uma noite de luar ela encontrou um sapo. Encantado. O sapo era tudo: lindo, inteligente, educado, engraçado e charmoso. E verde escuro. A princesa tinha certeza, aquele sapo era um príncipe. Mesmo que todas as suas amigas dissessem que ele não era nem tão lindo, nem tão inteligente, nem tão educado, nem mesmo engraçado, nem tão charmoso assim, e ainda por cima, era verde e um tanto gosmento.

Talvez um beijo fosse o suficiente para transformá-lo, jurava a princesa.

Não foi.

Nem um segundo beijo resolveu o problema.

E o terceiro?

Quarto?

Nada.

Ainda era sapo.

Aquele sapo não viraria príncipe assim tão fácil. Seria preciso investir mais beijos, muito mais beijos para transformá-lo.

Além dos beijos, que em nada resultavam, a princesa passou a vestir o sapo com roupa de príncipe. Na pequena cabeça sem pescoço, ela pôs uma coroa e na sua patinha direita dianteira amarrou um cajadinho com dois rubis encravados no ouro, se o sapo quisesse segurá-lo, o cajadinho estaria sempre por perto. Com o passar dos dias achou que o sapo ficaria mais suntuoso em cima de um cavalo branco. E assim o fez, amarrou as patinhas de trás do sapo na sela do cavalo branco mais lindo e o arrastou pelo reino para mostrar o seu amado. Agora sim, tinha certeza, o sapo parecia um príncipe de verdade, aliás, em cima do cavalo, com roupinha de príncipe, coroinha de príncipe e cajadinho de príncipe, o sapo, era um príncipe. Encantado.

E o tempo no reino distante foi passando. Ela foi princesa, terapeuta, amiga, irmã, mãe, foi a dama na sala e a puta na cama. O sapo não reagia. Então, ela foi tudo aquilo e muito mais; o sapo reagia menos ainda. Ele não falava muito, aliás não falava nada. Não coaxava, não inflava, não espichava a língua, quase sempre fechava os olhinhos e se fingia de morto.

A princesa sabia que o pobrezinho só não reagia porque devia ter se desiludido no amor, que desaprendera a amar. Talvez não mais acreditasse no amor verdadeiro, mas deixava claro que a princesa tinha mais chance que qualquer outra mulher do mundo e que, assim sendo, um beijo, um carinho mais quente ou, quem sabe, uma tórrida noite de amor e ele se transformaria num jovem príncipe encantado. Ela deveria continuar tentando ensinar ao sapo que o amor existe, quebrar aquele feitiço.

Assim o fez.

Fez.

E fez.

O tempo passou e o sapo deve ter se acostumado com o reino encantado que a princesa lhe apresentava nas belas cavalgadas, que se tornavam a cada dia mais luxuosas, os rubis do cajadinho do sapo haviam se transformado nas pedrinhas de diamante mais caras. A princesa, essa sim, se acostumou com o coaxar meloso, com as infindáveis horas que o sapo passava colado no vidro da janela a observar o pântano e todo aquele pouco caso emocional a que ele a submetia.

Um belo dia, a princesa esqueceu a janela aberta e o sapo foi pro brejo.

Ela procurou. Procurou, mas não adiantou.

A princesa, desiludida, chorou.

Muito.

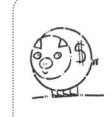

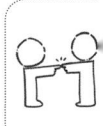

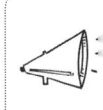

Por um longo tempo não fechou a janela, apesar do frio.

Ele podia, a qualquer momento, voltar.

Justo agora que a princesa estava quase conseguindo.

Quase.

Depois de passar semanas comendo chocolate em cima da cama, ao menos pentear os cabelos, com um olho no espelho do quarto onde via seu estado deplorável e o outro na janela aberta, decidiu seguir em frente.

A princesa foi cuidar da sua vida, finalmente.

E o sapo? Viveu feliz para sempre comendo moscas.

No início de cada primavera ele ia para a beira da lagoa, esperar, quem sabe, uma próxima princesa.

Não tenho mais roupinhas de príncipe em miniatura no meu guarda roupas já faz um bom tempo. Também aprendi a me apaixonar diferente.

Vamos falar disso agora.

Antes, porém, me responda uma coisa:

Você se lembra da última vez que se apaixonou?

PAIXÃO
Amor é paixão com continuação.

Você no "Aff":

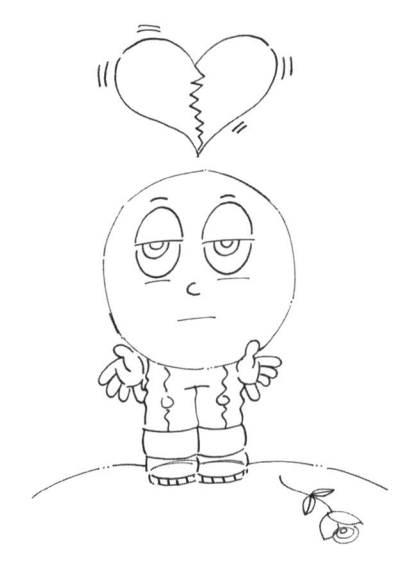

É Você quando: Descobre que a paixão acabou.

Clichê: Barriga cheia, goiaba tem bicho.

Se a vida tivesse trilha sonora tocaria: Parecia que não ia acontecer com a gente. Nosso amor era tão firme, forte e diferente... (Isso – Titãs)

Para pensar nessa hora: Amor é quando a paixão não tem outro compromisso marcado. (Mário Quintana)

Você no "Ahh":

É Você quando: Está apaixonado.

Clichê: Quem ama o feio, bonito lhe parece.

Se a vida tivesse trilha sonora tocaria: Quem um dia irá dizer que não existe razão, nas coisas feitas pelo coração. E quem irá dizer que não existe razão? (Eduardo e Mônica – Legião Urbana)

Para pensar nessa hora: O amor é o estado no qual os homens têm mais probabilidade de ver as coisas tais quais elas são. (Nietzsche)

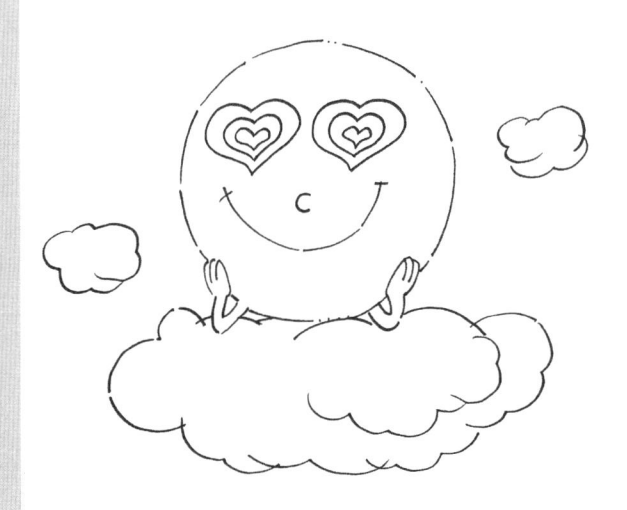

O amor tem sabor de doce de leite

Se eu tivesse continuado escrevendo a lista de todas as vezes que me apaixonei, imagino que ainda não teria terminado, mas me lembro direitinho do momento em que me apaixonei definitivamente – e olha que esse definitivamente já está durando pelo menos três anos – pelo meu marido. Estávamos em Buenos Aires arrumando as malas para voltar ao Brasil. Tínhamos feito uma viagem maravilhosa em que ficamos noivos durante um jogo do Boca Juniors no estádio de La Bombonera. Nessa tarde, havíamos passado por um supermercado e comprado Danette de Alfajor e então fomos para o hotel arrumar as malas para voltar ao Brasil. De repente, percebi que estava sozinha dobrando as coisas e colocando-as na mala. Procurei o Duzão pelo quarto:

— Du, cadê você? – perguntei enquanto tentava, sem sucesso fechar uma de nossas malas.

— Hum, você precisa experimentar isso! – respondeu.

— Você que precisa me ajudar a fechar essa coisa! Onde você está?

— Aqui! Na cama.

— Poxa! Na cama? E eu arrumando tudo sozinha? – fui em direção à cama, já me preparando para uma discussão.

Eis que o vejo só de cuecas, em cima da cama, comendo Danette com o dedo.

Deixei a arrumação da mala para depois, mesmo estando em cima da hora para pegar o voo e fui fotografá-lo. Aquele momento precisava ser registrado.

Assim, quando as coisas não estivessem dando certo para nós ou quando eu estivesse com muita raiva dele, pois sabia que um dia eu ficaria – e se você se lembra da história da montanha russa, sabe que fiquei – eu precisaria me lembrar das razões que fizeram com que eu me apaixonasse por ele um dia. Pelo menos quando ele roncasse, me desafiasse ou me provocasse, eu poderia respirar fundo e correr para dar uma olhadinha naquela foto e assim me lembraria que valia a pena perdoar, esquecer e deixar passar.

E você, lembrou?

Estou falando daquele momento, no início de um relacionamento, quando nos sentimos nas nuvens e suspiramos a troco de nada. Aquela pessoa tinha, naquele momento, algum defeito para você? Não. Aquela pessoa precisava mudar algo? Nada. Até o fato de roncar enquanto dormia era tão sexy. Você mostra a foto do seu novo amor para um amigo:

— Ahh... Olha só com quem eu estou agora!

— Ah, tá! Que legal – responde o amigo com uma cara de "tanto faz".

Obvio que isso é inveja! Ou talvez ele simplesmente não esteja olhando a foto com olhos apaixonados, como você está. E nada do que seu amigo, sua colega de trabalho ou sua mãe diga, vai mudar isso.

Acontece que o tempo vai passando e a rotina vai tomando conta do dia a dia do relacionamento. E aquela pessoa que quando você encontrava, falava por telefone ou só de pensar, já fazia você soltar um sonoro e profundo suspiro: Ahhhh... Agora não faz mais. E quando aparece na sua frente, em vez de "Ahhhh..." o seu suspiro é um sonoro "Afff..."

A paixão acabou? Pode ser.

Essa pessoa agora tem defeitos? Muitos.

Essa pessoa precisa mudar algo? Precisa sim: Parar de roncar, essa coisa mais irritante do mundo.

A pessoa é a mesma. Sua forma de olhar pra ela é que é outra. Vocês caminharam do "Ahh" ao "Aff", como acontece com muitos casais.

E por que então, mesmo assim, alguns casais conseguem ficar juntos?

Porque decidiram tentar, a cada dia, com atitudes de paciência, tolerância e respeito fazer com que o "Aff" não chegasse tão cedo. Isso não é destino, não é sorte. Isso é amor.

Talvez a paixão seja feita mesmo para passar, e só exista para nos permitir ver a perfeição no outro, por um curto período. Porém, tempo suficiente para construir, de maneira consciente, uma chance de fazer o amor acontecer.

Sem medo nenhum de se comprometer...

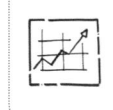

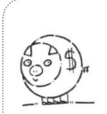

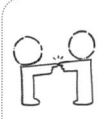

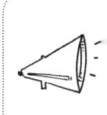

COMPROMETIMENTO

Meu plano é ser "feliz para sempre".
Por enquanto está dando tudo certo!

Você Solteiro:

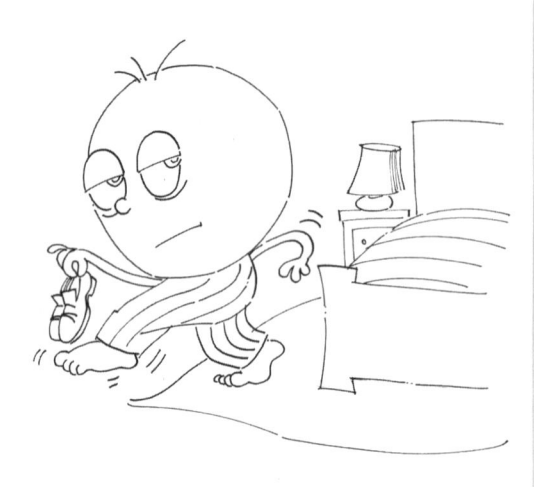

É Você quando: "Pega" mas não se apega.

Clichê: Solteiro sim, sozinho nunca.

Se a vida tivesse trilha sonora tocaria: Eu sou de ninguém, eu sou de todo mundo e todo mundo é meu também... (Já sei namorar – Tribalistas)

Para pensar nessa hora: Amar é como ter um pássaro pousado no dedo. Quem tem um pássaro pousado no dedo sabe que a qualquer momento, ele pode voar. (Rubem Alves)

Você Casado:

É Você quando: Está comprometido.

Clichê: Ruim com ele, pior sem ele.

Se a vida tivesse trilha sonora tocaria: Por onde andei? Enquanto você me procurava... Será que eu sei? Que você é mesmo tudo aquilo que me faltava... (Por onde andei – Nando Reis)

Para pensar nessa hora: O casamento é o fim do romance e o começo da história. (Oscar Wilde)

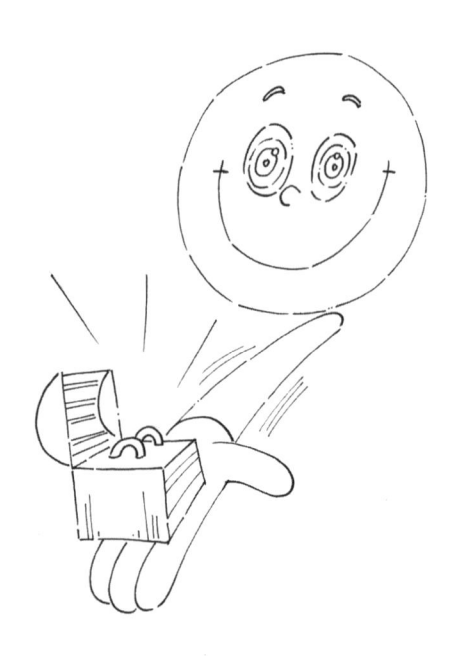

Compromittere

Compromisso é uma palavra que vem do Latim e significa "com promessa". Faço uma promessa, logo fico comprometido a cumpri-la. Ou, pelo menos, deveria.

Penso que para cumprir uma promessa que fiz a alguém preciso estar comprometida, antes de qualquer outra coisa, comigo mesma; ter disciplina. Já ter disciplina significa ser discípulo de si mesmo. Existe compromisso mais importante que esse?

Jantando com um grande amigo, ele me vem com essa:

— Ser casado é complicado, muita pegação no pé, ela liga o tempo todo, sinto saudade da minha liberdade, de conhecer outras pessoas, de beijar outras bocas!

— E por que você não se separa então? – perguntei.

— Ah, porque eu também adoro ser casado. Ter alguém me ligando, preocupado comigo, me esperando voltar para casa.

Assim eu descobri que existe um solteiro dentro de cada casado, mas também tem alguém que quer permanecer comprometido. É uma briga boa entre esses dois. Quem ganha? Essa é a questão! Para descobrirmos a resposta é preciso saber: Para quem você fez a promessa de permanecer?

Essa história que vou lhe contar agora explica muita coisa:

Uma sessão de cinema, segunda-feira à tarde, poucas pessoas estavam na sala, dentre elas um casal que sentou bem à minha frente. Eles entraram no cinema de mãos dadas, levavam pipoca e refrigerante. Levantaram o braço da poltrona para que pudessem ver o filme abraçadinhos. Era óbvio que perdiam algumas partes do filme em cada beijo que davam. Quando não estavam se beijando, estavam fazendo um cafuné na nuca ou apertando a mão um do outro. E quando se concentravam no filme ela estava sempre com a cabeça recostada no ombro dele.

Estavam nitidamente apaixonados.

Acabei perdendo uma boa parte do filme também, pois gostei mais das cenas que esse casal me proporcionou do que do próprio filme, que sinceramente nem me lembro mais qual era.

Talvez porque a paixão seja algo gostoso de se ver.

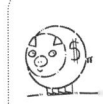

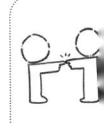

Talvez por terem, cada um, mais de 65 anos.

Velhinhos mesmo, de cabeça branca e, ao mesmo tempo, adolescentes.

Quando o filme acabou, eles sentaram em uma cafeteria que fica bem próxima à saída desse cinema. Ele pegou o café no balcão e levou pra ela, que esperava sentada na mesa, sorrindo pra ele o tempo todo.

Aproximei-me, pedi licença, e perguntei:

— Me desculpem, mas estava no cinema também e não pude deixar de notar a forma como vocês dois são apaixonados. Quanto tempo vocês estão juntos?

— Mais de 40 anos! – disse-me o Senhor, que se acomodava na cadeira junto a ela.

— Qual é o segredo?

A velhinha levantou, esticou o dedo em direção a mim e com aquela cara de "avó que está prestes a dar-lhe um sermão" me disse:

— Olha minha filha, vou te falar só uma coisa, nós somos de um tempo em que a palavra zelo não era só marca de *edredom* não! Viu?

No início, querer ficar junto é paixão, depois, querer permanecer do lado de alguém é decisão.

Aposto que você vai se surpreender quando descobrir qual outro termo tem a mesma origem que a palavra "zelo"...

CIÚMES

Teve sua origem do Latim, Zelus.
As expressões "ter alguém", "meu marido", "minha mulher", "meu filho" ou "meu amigo" não traduzem bem o fato de que não somos donos de ninguém além de nós mesmos.

Você Ciumento:

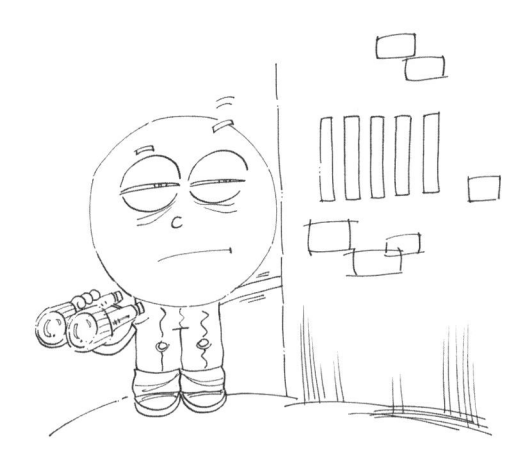

É Você quando: Se sente dono do outro.

Clichê: Quem não dá assistência perde pra concorrência.

Se a vida tivesse trilha sonora tocaria: Tenho medo de ser um só. Tenho medo de ser só um. (Canção pra você viver mais – Pato Fu)

Para pensar nessa hora: Ciúme é o medo disfarçado de amor. (Autor desconhecido)

Você Seguro:

É Você quando: Se sente dono de si.

Clichê: O que segura o boi no pasto é a grama e não a cerca.

Se a vida tivesse trilha sonora tocaria: Eu quero levar uma vida moderninha, deixar minha menininha sair sozinha. Não ser machista e não bancar o possessivo... (Ciúme – Ultrage a Rigor)

Para pensar nessa hora: O comportamento é um espelho em que cada um vê a sua própria imagem. (Johann Goethe)

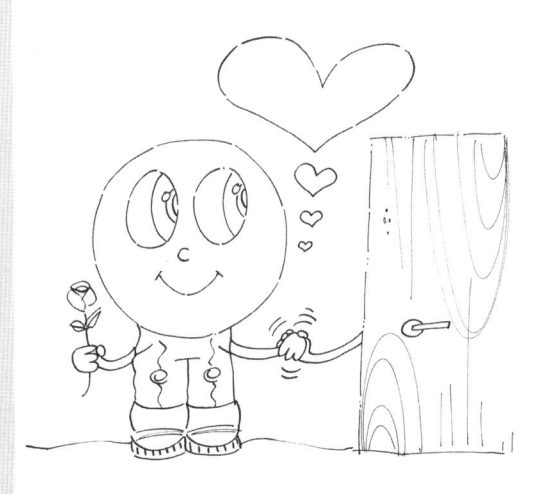

Você gosta mais do seu pai ou da sua mãe?

Aos 6 anos, quando cursava o pré-primário, minha mãe foi chamada na escola por um motivo. Sempre que alguém me perguntava:

— Você gosta mais da sua mãe ou do seu pai? – em 1980 ainda faziam essa pergunta estúpida às crianças – eu respondia:

— Do meu pai!

Na escola não se conformaram com a resposta que eu dava. Então um dia me levaram até a sala da diretora e pediram para que eu fizesse um desenho, que seria analisado por uma psicóloga.

— Eu quero que você desenhe uma árvore e sua família nesse mesmo papel. Você pode desenhar como você quiser. Faça o melhor que puder. Você pode levar o tempo que precisar e apagar quantas vezes quiser. Apenas faça o melhor possível – disse a diretora colocando um papel na minha frente, alguns lápis, uma borracha e uma caixa de giz de cera.

— Tá! Deixa comigo – respondi, empolgada para começar logo meu desenho, que ficaria lin-do!

Terminei em menos de cinco minutos.

— Esta árvore está aonde? – a diretora perguntou.

— Ué. Na floresta – imaginando se ela não teria sido capaz de ver isso sozinha, com o tanto de verde que eu tinha colocado no desenho.

— Esta árvore está saudável? – continuou ela com o interrogatório.

— Super saudável.

— Esta árvore está forte?

— Super forte!

— E quem é essa pessoa em cima da árvore?

— Meu pai.

Ela anotou algumas coisas na folha.

— E o que ele está fazendo?

—Tocando guitarra!

No desenho que eu fiz, todos da família estavam embaixo da árvore, minha avó, minha mãe, minha madrinha. Menos meu pai, que eu desenhei em cima da árvore. A única conclusão positiva que puderam chegar olhando a minha "obra prima" é que eu não era daltônica. No mais, foi aquele rebuliço.

Minha mãe, vira e mexe, falava disso. De como eu sempre amei meu pai mais do que a amei e que só ele estava em cima da tal árvore.

Hoje, quando penso sobre, tenho certeza que amava do mesmo tanto, meu pai e minha mãe. Acontece que minha mãe era mais amada pelo meu lado quieto, introspectivo, tímido. Já meu pai era totalmente amado pelo meu lado extrovertido, falante, artista. Mas como explicar?

Também me lembro que fugi de casa três vezes na adolescência. Mas voltei, todas as três, por decisão própria, antes mesmo que minha mãe tivesse se dado conta do meu sumiço.

O que uma coisa tem a ver com a outra?

É simples. Quando eu estava quieta, lendo, estudando, aprendendo, ouvindo música, ou vendo um filme, eu era da minha mãe. Quando eu estava falante, contando histórias, piadas, tocando piano, dançando ou fazendo qualquer outro tipo de "barulho" eu era do meu pai.

Agora, quando eu fugia de casa, acredito que era um jeito de ser de "mim mesma" um pouquinho, para variar.

Temos ciúmes da parte do outro que não sentimos que é nossa. Se, pelo menos, não for de mais ninguém, tudo bem. Só não pode ser de outro, ou pior ainda, da "outra". Muitas vezes vejo gente casada e infeliz por anos e anos, pois não admite a ideia de viver sem o outro.

Quem sou eu sem meu marido ou sem minha mulher? A resposta a essa pergunta deveria ser: Sou eu, oras.

A grande maioria de nós nasceu sozinho. Todos nós iremos morrer sozinhos.

Dividir esse intervalo com alguém que amamos pode ser uma maravilhosa experiência de convivência, mas enquanto isso continuamos, de certa forma, sendo sozinhos. Sua percepção, suas dores, sua decisão de amar ou de deixar de amar, continua sendo apenas sua e por mais que você compartilhe e o outro compreenda, ainda assim serão duas percepções e dois sentimentos distintos. Não somos donos de ninguém além de nós mesmos. E como fazemos então para continuarmos juntos, caminhando lado a lado com alguém, mesmo que esse alguém não seja seu?

Em primeiro lugar lembre-se, caso alguém lhe peça para desenhá-lo num mesmo papel que uma árvore, coloque-o sempre em cima da árvore.

Além disso, para amar também é preciso acreditar...

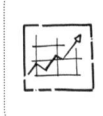

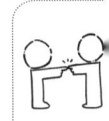

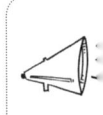

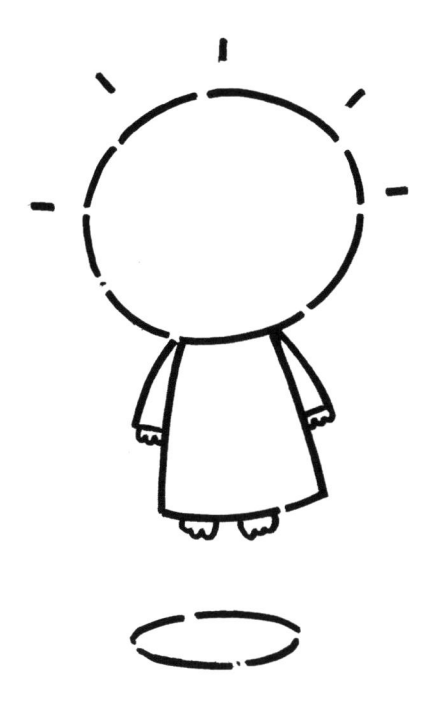

Você e a fé!

Pó de pirlimpimpim!

No filme Peter Pan, do brilhante Walt Disney, tem uma parte em que a fada Sininho está entre a vida e a morte e só tem uma maneira de sobreviver. As pessoas precisam acreditar que ela existe.

—Eu acredito em fadas! Acredito. Acredito! – todos começam a repetir.

As crianças, os adultos, os meninos perdidos, Peter Pan e a Wendy, todos eles repetem tantas vezes e com tanta fé que a Sininho se recupera.

Eu não acredito em fadas.

Mas gostaria de ter o direito de acreditar se eu assim decidisse.

FÉ
Você com início, meios e fim!

Você Acredita!

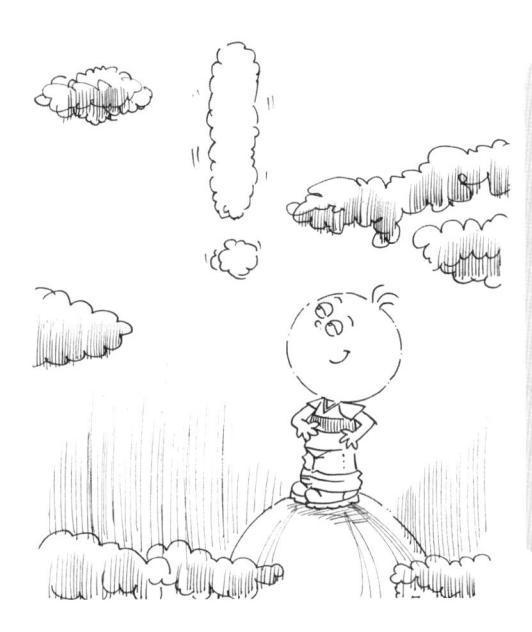

É Você quando: Tem Fé.
Clichê: É preciso crer para ver.
Se a vida tivesse trilha sonora tocaria: No silêncio uma catedral, um templo em mim, onde eu possa ser imortal, mas vai existir, eu sei vai ter que existir... (Catedral – Zélia Duncan)
Para pensar nessa hora: Não importa saber se a gente acredita em Deus, o importante é saber se Deus acredita na gente. (Mario Quintana)

Você Duvida!

É Você quando: Não acredita!
Clichê: Eu tenho que ver para crer.
Se a vida tivesse trilha sonora tocaria: Será que existe alguém ou algum motivo importante, que justifique a vida ou pelo menos esse instante... (Lágrimas e chuva – Kid Abelha).
Para pensar nessa hora: Achar que o mundo não tem Criador é o mesmo que afirmar que um dicionário é o resultado de uma explosão numa tipografia. (Benjamin Franklin)

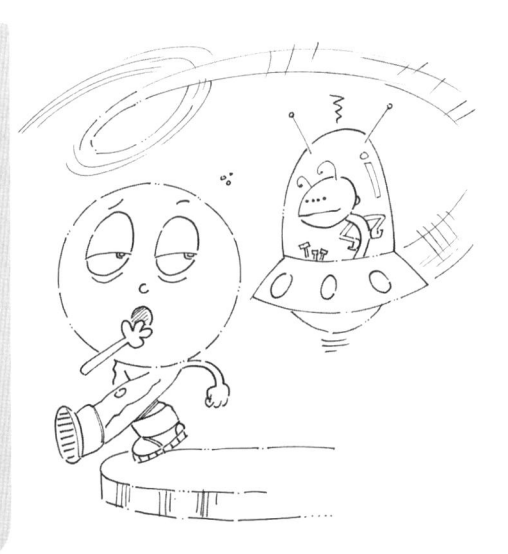

Desce daí "Hosana"!

Como eu já lhe contei, passei a minha infância estudando em um colégio de freiras só para meninas em São Paulo, o Colégio Notre Dame. Já gostava de atuar nessa época, representei a "virgem Maria" várias vezes no teatro da escola e também fiz parte do grupo de estudos da Bíblia e do coral da igreja, onde cantei muitas vezes "Hosana nas alturas" mesmo sem nunca ninguém ter me contado quem era essa tal de "Hosana"! Na sexta série, minha mãe me mudou para outro colégio de freiras, o Santa Marcelina, nesse havia meninos, mas havia também as freiras mais bravas que você pode imaginar. Comunguei, me confessei. Mas decidi não me confessar mais aos 13 anos, quando percebi que o padre do colégio falava dez vezes, no mínimo, mais palavrões que eu. Pintei o cabelo de loiro no banheiro da escola, fui suspensa. Depois, fui de batom 24 horas – aquele verde, lembra? – para a escola e, por isso, fui suspensa de novo. Fiquei de castigo na biblioteca e rezei muitas "Aves Marias" e incontáveis "Credos" para me redimir, apesar de sempre ter achado o nome dessa oração muito engraçado.

No ensino médio mudei de escola e parei de rezar. Nessa época passei a pensar apenas em Bad Wolf – um ringue de patinação que havia em São Paulo; Up and Down – uma discoteca que ficava na rua Pamplona; em Henna dourada para passar no cabelo e em rapazes.

É... nesse início da vida adulta apenas eles, os rapazes, me faziam dizer "Aimeudeus!".

Quando de repente me olhei no espelho e percebi que eu já era adulta, vi que tinha deixado minha fé junto com minha infância nos tempos do colégio. Ali eu soube que me faltava algo. Bem parecido com o que aconteceu com a árvore da nossa estória da mudança. Não chorei, mas quis, como ela, caminhar por aí. Assim fiz parte de um grupo de estudos sobre os anjos, enchi meu quarto de cristais, me tornei vegetariana e me "enfiei" em São Tomé das Letras, onde eu podia meditar e fazer Tai Chi Chuan na cachoeira às cinco da manhã.

Não, não era isso.

Experimentei o espiritismo, depois fiz um curso de ufologia e fui conhecer algumas igrejas evangélicas.

Não, ainda não era bem isso que eu buscava.

Minha primeira professora de educação religiosa disse à classe, certa vez, algo que guardo comigo até hoje. Ela dizia que todas as Religiões nada mais são do que caminhos diferentes que nos levam ao mesmo Lugar. Essa letra "L" maiúscula aí foi proposital! Óbvio que ela também dizia que a religião que ela nos ensinava era o caminho mais curto. Hoje entendo que nossas verdades são sempre mais verdadeiras que as verdades dos outros e nossos caminhos mais curtos.

Eu não tinha encontrado o meu caminho ainda.

Quando meu filho nasceu, minha mãe já foi logo escolhendo quem seria a madrinha e começou com os preparativos para o batizado. Já havia até escolhido o padre. Eu interrompi.

Decidi que o Gabriel deveria crescer e só então escolher seu próprio caminho espiritual e talvez religioso. Com a liberdade de acreditar naquilo que ele quisesse.

— Mas o menino vai crescer sem uma religião? – perguntava a avó, frustrada.

— Ahn hã! – eu respondia, tentando encerrar o assunto.

E o Gabriel está crescendo, sem uma religião, mas não sem uma "religação" com o mundo, a natureza, as outras pessoas, os animais e o respeito que devemos a isso tudo.

Hoje penso que para acreditar é preciso observar uma criança nascendo e conseguir ver o milagre que aconteceu para que aquela pequena criatura estivesse ali, naquela hora, chorando. É saber que aquela mãe acordará milhares de vezes durante várias noites seguidas e que além de continuar amando aquela "mini pessoa" mesmo assim, ela ainda terá a certeza que aquela é a coisinha mais linda, inteligente e precoce do mundo inteiro. Fé é uma mãe ver que sua barriga ficou mais flácida, seus peitos mais caídos, suas paredes estão todas rabiscadas com canetinhas e seu sofá branco todo grudado com massinha seca que algum "sem noção" deu de presente no primeiro aniversário do seu filho, e ainda assim ter certeza que valeu a pena.

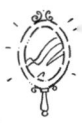

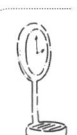

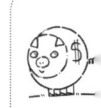

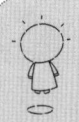

Atualmente não vou a nenhuma igreja para renovar minha fé. Isso acontece toda vez que eu olho o boletim do Gabriel e acredito que no próximo bimestre vai melhorar, quando consigo estacionar meu carro em uma vaga apertada, de primeira, quando aquela pessoa em que estou pensando, de repente, liga para mim, quando encontro uma resposta que procuro "por acaso" em um livro que estou lendo, quando toca a música certa na hora certa e quando meu marido traz, sem eu pedir, cappuccino na cama para mim.

Tenho também o meu jeito para explicar Deus. Para mim, Deus é a beleza das coisas mais simples da vida, é o mistério que não existe para ser descoberto. E se Ele existe, acredito que deseja que continue sendo assim. Acho que, às vezes, o que as religiões fazem é tentar acabar justamente com esse mistério, é tentar explicar algo que não existe para ser explicado, é transformar liberdade em culpa, amor em obrigação e perdão, por algo que nem fizemos, em premiação.

Deus é o bom humor, o ornitorrinco é a prova.

Eu também acredito que milagres existem.

Milagre é, para mim, o fato de uma macieira inteira já existir dentro de uma minúscula semente e não o desenho que aparece no bolor de uma fatia de pão. Imagine uma semente sem gosto de nada, sem graça nenhuma, que se transforma em uma árvore cheinha de frutos. Isso sim é maravilhoso, não seres místicos, mágicos ou alados que poderiam viver na floresta. Maravilhoso também foi quem inventou o leite condensado para deixar escorrer, direto da lata, em cima da sua fruta preferida.

Igreja, quando mergulho, é o mar. Mas pode ser qualquer outro lugar que você escolha para se conectar com a vida e sentir essa força que fez você completo, a partir de quase nada. Um mergulho no absoluto silêncio do fundo do mar e você, automaticamente, estará "rezando", meditando ou entrando em contato consigo mesmo e seus pensamentos mais profundos, tanto faz, é tudo a mesma coisa.

Já para fé eu tenho uma definição que acredito que vou levar comigo por um bom tempo ainda. Penso que fé é acreditar que o outro pode escolher sozinho o que ele deve acreditar, ou não. Que o ser humano pode fazer o que é certo porque assim decidiu e não porque ele quer conquistar um "terreno no céu". É acreditar que vale a pena ser amigo de verdade, amar de verdade, dar tudo de si no trabalho mesmo quando o chefe não está olhando. É você saber que nem tudo terá uma resposta e se conformar com isso, é compreender que a natureza é sábia, mas é imparcial. Que suas regras valem para todos nós, para quem reza mais, para quem reza menos e até mesmo para aquele que não reza, por mais que insistam. Ter fé é acreditar que na vida vale a pena escrever, enquanto você está por aqui, a melhor história que puder.

O mundo, independentemente de como foi criado, será um lugar melhor para viver, quando pudermos acreditar no que quisermos, amar quem quisermos, vestirmo-nos como nos sentirmos bem e, mesmo assim, formos respeitados.

E minha oração ultimamente tem sido algo assim:

Que eu seja uma boa pessoa porque decidi e não porque Deus mandou.
Que sejamos um ser humano bom, sempre que possível e fiel a nós mesmos em primeiro lugar. Que aprendamos a ver a beleza, muitas vezes escondida, nos pequenos detalhes da vida. Que cuidemos daquele que é mais fraco que eu, seja gente, bicho ou planta, não importa, a vida nem mesmo sabe a diferença, na verdade. Que nós possamos seguir o exemplo e aprender com quem é mais forte.
Que saibamos dizer não, mas quando dissermos sim, que seja de coração.
Que façamos muitos amigos. Os mais especiais façamos com que durem.
Que amemos muito, mas que quando deixarmos de amar, sejamos sinceros, tolerantes e respeitemos o passado desse relacionamento. E, acima de tudo, que consigamos nos lembrar que antes de sermos seres racionais, somos também animais, e que é preciso respeitar nossa natureza e assim teremos a certeza de que estamos em um "bom caminho", seja lá qual for o caminho que escolhermos.
Amém.

E se, em algum momento, você olhar no espelho e como eu, sentir que falta alguma coisa, lembre-se: na palavra Deus, entre o "D" e o "S", tem EU!

Eu acredito no ser humano. Acredito. Acredito.

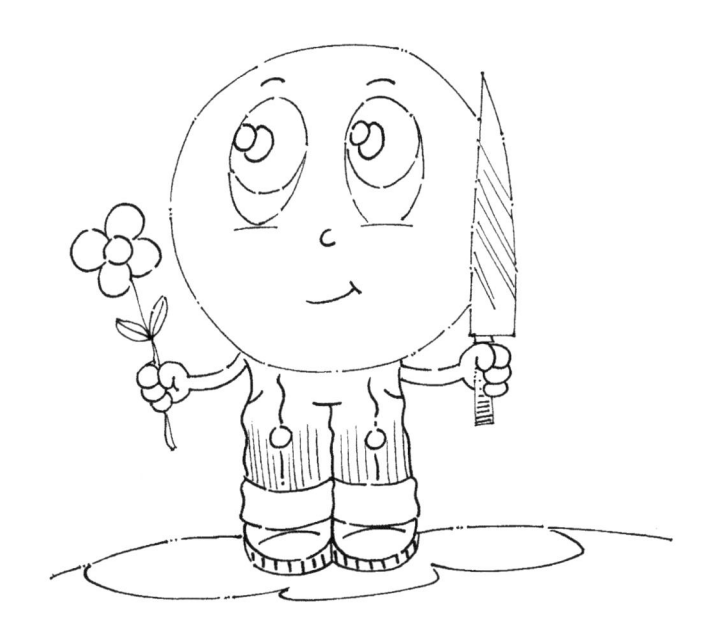

Felicidade: uma escolha...

Verde piscina realização

Quando Fábio Castello recebeu a carta o convidando para ingressar na Universidade da Felicidade, experimentou uma série de sensações que mesmo parecendo não combinarem muito entre si, estavam ali, juntas, tomando conta de seus pensamentos naquele momento. Medo, expectativa, alegria, ansiedade, euforia, insegurança.

Ele leu.

Releu.

"Releu" mais uma vez.

E decidiu.

Uma única aula, uma vida inteira de aprendizado.
Você pode decidir cursá-la agora, ou nunca mais.

Na Universidade da Felicidade você vai descobrir o porquê da palavra coração começar com "cor".
Todo material incluso.
Siga a autoestrada até a curva no pé da grande montanha e pegue a estradinha de terra até o fim.

Ao que parecia e se ouvia as pessoas comentarem, todos recebiam apenas uma única vez na vida essa carta, que chegava sem mais nem menos e em momentos diferentes da vida de cada um. A mãe de Fábio mesmo, já havia recebido a sua, há muito tempo. A vizinha da frente também. Fábio chegou a ouvir as duas comentando uma vez na cozinha enquanto tomavam café:

— Universidade da Felicidade! Pode isso?

— Ah, bobagem. Coisa de quem não tem o que fazer...

Por isso, quando contou para sua mãe que tinha decidido fazer a Universidade da Felicidade, sua reação não o surpreendeu. Afinal, a fama daquele curso não era mesmo das melhores. Os vizinhos costumavam dizer que alguns se perdiam pelo caminho e nem mesmo conseguiam chegar lá e os que chegavam dificilmente concluíam, pois de todos os cursos, esse era o mais difícil. Os poucos que se matriculavam acabavam desistindo no meio. No quarto de Fábio, enquanto ele colocava as coisas na mala, sua mãe tentava convencê-lo:

— É um absurdo. Muitos tentam, poucos conseguem.

Fábio colocou seu agasalho cinza preferido na mala.

— Sei mãe, mas sinto que é o meu caminho.

— Tantas oportunidades batendo à sua porta e você foi resolver justamente ser feliz?

Fábio separou 5 pares de meias brancas iguais e colocou na bagagem, bem no cantinho.

— Olho para o mundo assim como ele é e sinto que não precisa ser assim.

— Mas as coisas aqui sempre foram assim! Preto no branco.

Fábio transferiu a sua pilha de camisetas do armário para dentro da mala, do jeito que estavam.

— Quero descobrir por mim mesmo. Prometo que volto para te contar tudo.

— Sabe a vizinha do outro lado da rua? Ela diz que essa faculdade é uma loucura. Pode levar um dia, um mês, um ano ou o resto da vida.

Fábio virou a sua gavetas de cuecas dentro da mala.

— Preciso descobrir por mim mesmo.

Fábio olhou em volta, pegou seu relógio, ensaiou colocá-lo no pulso, mas desistiu, deixando-o novamente em cima do criado mudo. Foi até o banheiro e voltou com seu xampu, um sabonete, a escova e a pasta de dente, colocou na mala por cima das cuecas e fechou o zíper. Pegou a mochila que levava sempre com seu notebook, caminhou até a sala, pegou também o mapa com os documentos que já estavam separados em cima da mesa, deu um beijo na testa da mãe e foi para o carro que já estava estacionado na porta da casa.

No carro, ajeitou o retrovisor, ligou o motor e se pôs a dirigir, sem saber quantas horas levaria para chegar à sede da Universidade.

Incontáveis horas dirigindo sem parar, Fábio Castello precisava descansar, mas a vontade de chegar e descobrir tudo sobre a Universidade da Felicidade era maior. Parou então em um pequeno posto de gasolina na beira da estrada. Abasteceu o carro, tomou um café, lavou o rosto, comprou biscoitos, água e seguiu viagem com o mapa no colo.

A autoestrada com curvas à frente o obrigaria a reduzir a velocidade. E para piorar, começava a chover. Fábio então se revezava entre olhar o mapa para visualizar a localização dos rios e imaginar se as pontes estariam no lugar.

Mas a chuva passou. Como sempre passava nas longas estradas.

Do lado direito do carro pôde ver agora a floresta cinza de altos pinheiros. Do lado esquerdo desfilava um lindo campo de girassóis.

— Como são bonitas essas flores, sempre dispostas a se virar para o lado do sol!

Fábio acelerou, continuou seu caminho, foi subindo pela estradinha que a cada quilômetro ficava mais estreita. O sol se pôs e já estava nascendo de novo quando Fábio viu uma placa.

"Universidade da Felicidade", virou à direita conforme a placa indicava e avistou uma pequena casa de pedras, bem no alto da montanha.

Na porta dessa casinha havia uma placa:

"Universidade da Felicidade
Atendimento 24-7-365
Não precisa bater"

Fábio foi até a pequena casa e ficou parado em frente à porta. Pensando o que significaria essa informação:

24-7-365.

Percebeu que não havia campainha.
Então, cansado de esperar, Fábio bateu na porta.
Nada.
Escorou-se na parede por um momento.
Nada.
Pensou em ir para o carro descansar um pouco, mas se alguém chamasse, ele não ouviria.

Fábio pôs a mão na maçaneta e a porta se abriu.

— Tem alguém aí?

Nada.

Dentro da casa Fábio viu uma sala quadrada, toda de pedra, no centro havia uma mesa e uma cadeira. Em cima da mesa uma caixa embrulhada em papel branco, um copo e uma jarra com água.

Fábio foi até a mesa, puxou a cadeira e se sentou. Serviu-se de água e nesse momento deparou-se com um envelope em cima da mesa. Devolveu o copo à mesa.

No envelope estava escrito:

"Programa de instrução para
Fábio Castello
Lição 1"

Fábio pegou o envelope e percebeu que estava aberto. Espiou.

Dentro, três folhas de papel escritas à mão. Fábio tirou as folhas do envelope e começou a ler, prestando atenção para não perder nenhum detalhe.

Parabéns, você foi aprovado no vestibular para a Faculdade da Felicidade. Saiba que esse é o vestibular mais concorrido de todos, mais de 200 milhões de candidatos para apenas uma vaga.
E é você quem está aqui hoje!
Todo o material que você vai precisar para cursar a Faculdade da Felicidade está na caixa.

Fábio colocou as folhas sobre a mesa e se apressou em pegar a caixa, rasgar o papel e abri-la.

Era uma caixa cheia de lápis com cores que o Fábio não conseguia identificar. Muito diferentes de todas aquelas poucas cores que Fábio sabia existir até então, além do branco, do preto e de dois ou três tons de cinza, que ele já conhecia tão bem, havia muitas outras. Em cada lápis estava gravado o nome da respectiva cor, as letras brilhantes pareciam mudar de tom.

—Olha só! – Fábio riu. —Rosa saudade.

Havia também o verde solidão, verde esperança, verde amizade e o verde preconceito e como era difícil diferenciar um do outro. Todos verdes ...

Havia um lilás amor platônico, um roxo inveja, um roxo amor-doído, ou roxo amor-não-correspondido. Laranja otimismo. Amarelo ambição. Eram 72 cores. Fábio contou uma a uma sem se importar que entrasse alguém.

Fábio, que até aquele dia, conhecia apenas os tons de cinza que iam do branco até o preto, não conseguia tirar os olhos da caixa e até esqueceu de continuar lendo sua lição. Ele espalhou todos os lápis em cima da mesa e organizou-os na caixa formando um degradê.

Quase igual ao vermelho amor, era o vermelho raiva. Como sentimentos tão diferentes podiam ter uma cor tão parecida? Fábio já havia percebido que tinha muito a aprender.

Fábio então parou por um momento, bebeu a água que havia colocado no copo e voltou para a leitura da sua lição.

Você não precisa levar a caixa com você, mas se levá-la,
não poderá não utilizá-la.
É importante que saiba que uma vida mais colorida é
também uma vida mais complicada.

Quando quiser colorir um momento, só é preciso decidir a cor que deseja aplicar
na vida e mentalizar seu nome. A cor escolhida só será vista por você e dará o
tom do seu pensamento e determinará como você irá lidar com aquela situação.
Sempre que você se omitir em escolher uma cor, uma cor aleatória poderá
dominar aquela situação o que poderá gerar problemas.
Por isso é importante que você decida conscientemente a cor que deseja que
cada momento da sua vida tenha.

Não existe cor certa ou cor errada, é preciso experimentar
e observar o resultado.
Caso seja satisfatório, permaneça usando a mesma cor, caso não seja, mude de
cor imediatamente. Você pode mudar a cor quantas vezes quiser.

Pessoas geralmente ficam melhores em um dos mais variados tons de pele, mas algumas vezes verá que elas podem ficar roxas de raiva, verdes de ódio, vermelhas de vergonha ou de paixão, amarelas de medo sem que ao menos você precise pensar em qualquer um dos seus lápis. Só lhe resta aprender a distinguir, aceitar e compreender.

A cor que você decide pintar a sua vida não é necessariamente a mesma com que a outra pessoa, que compartilha aquele momento com você, colorirá a dela. Pode acontecer de você conhecer uma pessoa e escolher seu lápis "laranja apaixonado", e essa pessoa escolher o lápis "amarelo esverdeado desprezo". Você vai sofrer, mas não há o que fazer senão respeitar o outro e a cor que ele escolheu.

Muitas pessoas têm medo dessa Universidade, por isso não a fazem e não querem falar dela. Essas pessoas vão continuar vendo tudo em tons de cinza e, por mais que você esteja disposto a colorir o mundo para elas, não verão cor alguma. Você não deve tentar convencê-las que o mundo colorido é mais bonito. Cada um vê o mundo da forma que escolheu e compreender isso é um dos passos mais importantes para o seu aprendizado.

As cores podem ser misturadas livremente, mas cuidado com algumas combinações:

O "vermelho amor" e o "azul ciúmes" o deixarão com dor de cabeça.

O "rosa saudade" com o "azul eterno" o farão chorar.

Você inevitavelmente descobrirá que buscar a felicidade significa também ficar triste de vez em quando. Não existe o encontro sem a saudade, o descanso sem o cansaço, o esforço sem a preguiça, o certo sem o errado. O verde sem o amarelo, o laranja sem o vermelho.

Na Universidade da Felicidade você é seu próprio professor.
Errou, conserte. Não gostou do resultado, mude.
Tentou e não deu certo, vá em frente e tente outra vez.
Não encontrou a felicidade em um lugar, procure em outro.

Jamais culpe os outros por aquilo que não saiu como você gostaria. Todos os lápis, com todas as cores que precisa, estão na sua caixa, sem exceção.

A procura da sua felicidade depende única e exclusivamente de você.

Fábio Castello dobrou então as folhas exatamente como estavam e recolocou-as no envelope. Fechou e caixa e levantou-se. Foi em direção à porta da casinha com sua caixa de lápis de cor debaixo do braço e seu envelope na mão. Quando abriu a porta da casinha e olhou para fora descobriu que uma vida muito mais colorida já o esperava. Na mesma hora ele soube que um céu todo azul é muito melhor que um cinza. Ah... e os girassóis não podiam ser brancos e pretos eles tinham que ser amarelo otimista, claro!

E assim, Fábio foi descobrindo a cada dia que algumas cores eram óbvias, outras pareciam impossíveis de serem descobertas. Que alguns fatos da vida era só colorir que já transbordariam de felicidade, enquanto outros, por mais que ele tentasse, mudasse de cor e tentasse de novo, só o faziam sofrer. Fábio aprendeu, inclusive, que algumas coisas têm mais é que ficar cinza mesmo. E assim ele foi, pouco a pouco, entendendo que a felicidade é um momento colorido, alguns mais que outros; é a descoberta de novas combinações de cores; é o aprendizado de qual cor misturada com outra o deixaria mais feliz; é também mudar de cor e tentar mais uma vez. Fábio aprendeu que a felicidade está no colorir, no experimentar e que aquela Universidade realmente não teria um diploma ou uma formatura, porque ela jamais teria fim.

Quando Fábio Castello descobriu isso, passou a sonhar colorido.

Só uma coisa o intrigava, ele ainda não havia descoberto que cor era aquela tão bonita e tão brilhante que aparecia nas letras que indicavam o nome de cada cor, em cada lápis.

Depois de anos colorindo a vida, ora errando, ora acertando, um dia, logo de manhã quando Fábio Castello olhou-se no espelho para fazer a barba, ele finalmente descobriu. Seu reflexo estava justamente daquela cor com a qual estavam gravados em seus lápis o nome de todas as cores.

Era o dourado autoconhecimento.

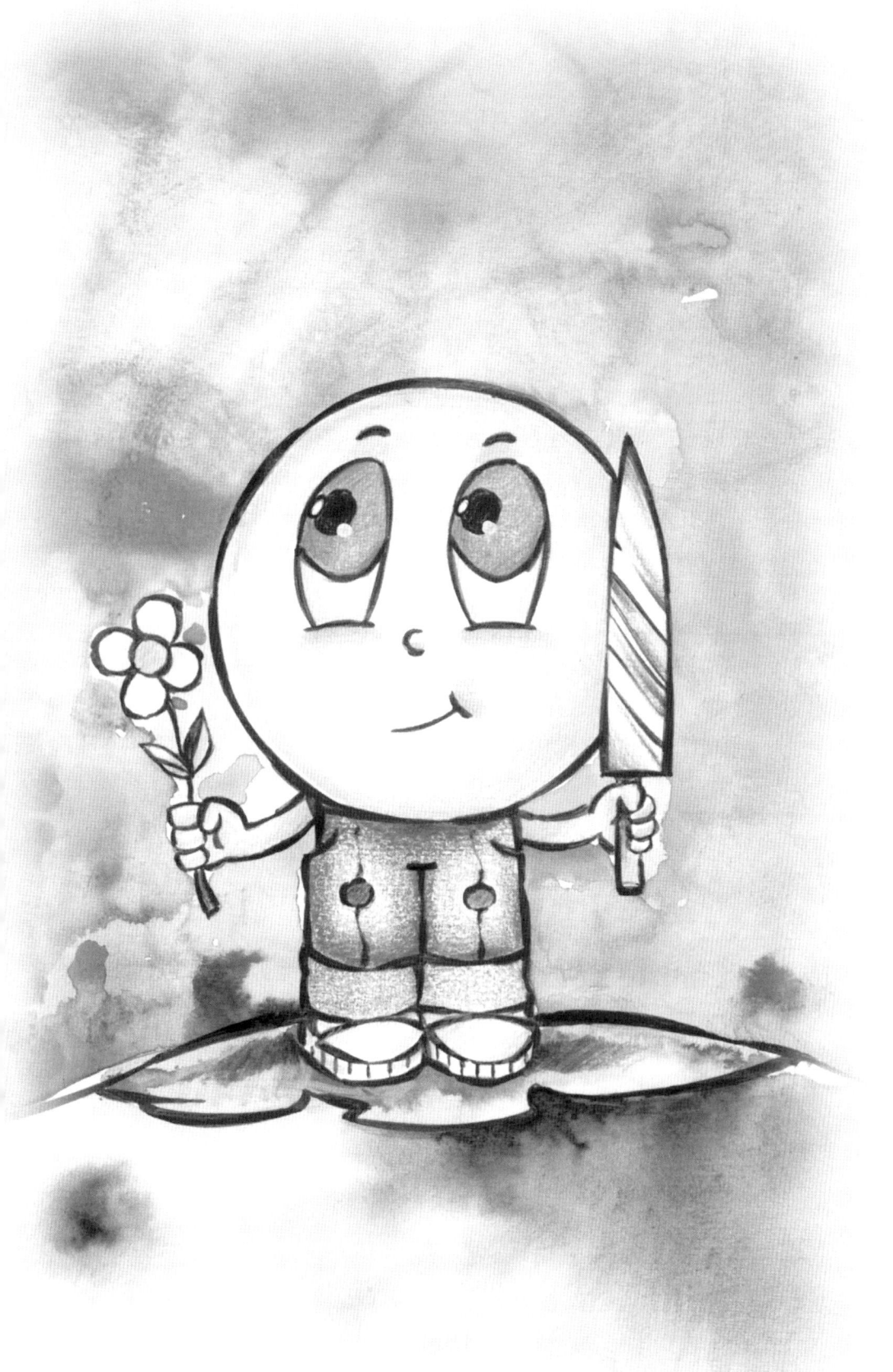

DVS EDITORA

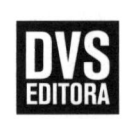

www.dvseditora.com.br
São Paulo, 2012